Sharon Promislow
Startklar für volle Leistung

Sharon Promislow

Startklar für volle Leistung
Gehirn und Körper – ein starkes Team

Illustriert von Cathrine Levan

VAK Verlags GmbH   VAK   Kirchzarten bei Freiburg

Titel der kanadischen Originalausgabe:
Making the brain body connection. A playful guide to releasing mental, physical and emotional blocks to success
© Sharon Promislow 1998, 1999
Erschienen bei: Kinetic Publishing Corporation, West Vancouver, Kanada
ISBN 0-9681066-3-3

Die Deutsche Bibliothek – CIP-Einheitsaufnahme
Promislow, Sharon:
Startklar für volle Leistung : Gehirn und Körper – ein starkes Team / Sharon Promislow.
[Übers.: Karin Beeck]. – Kirchzarten bei Freiburg : VAK, 2000
Einheitssacht.: Making the brain-body connection <dt.>
ISBN 3-932098-69-2

© VAK Verlags GmbH, Kirchzarten bei Freiburg 2000
Illustrationen: Cathrine Levan
Übersetzung: Karin Beeck
Lektorat: Norbert Gehlen
Umschlag: Hugo Waschkowski
Satz und Layout: Norbert Alvermann
Druck: Himmer, Augsburg
Printed in Germany
ISBN 3-932098-69-2

Inhalt

Kapitel 1: Den Kurs abstecken 9
    Zur Einführung 11
    Einleitung 16

Kapitel 2: Die Ausrüstung überprüfen 27
    Wo stehen Sie im Moment? 29
    Was ist Ihr Ziel? 30
    Wie Sie Ihren Fortschritt messen können 31
    Ihr persönliches Gehirnorganisationsprofil 36
    Starten Sie Ihren Motor mit den *Schnellen Sechs* 40

Kapitel 3: Die Hindernisse erkennen 43
    Eine genauere Betrachtung des Phänomens Stress 45
    Was passiert bei Stress? 49
    Die Hindernisse überwinden 54

Kapitel 4: Die Batterie aufladen 59
    Die Elektrizität des Körpers balancieren 61

Kapitel 5: Kommunikation: Vom Gehirn zum Körper 69
    Wie das Gehirn mit dem Körper kommuniziert 71
    Wie das Gehirn arbeitet 73
    Wie das Gehirn kommuniziert 75
    Das Ganze ist viel mehr als die Summe der Einzelteile 83
    Was bedeutet das für Sie? 86

Kapitel 6: Die Emotionen balancieren 87
    Nicht alles passiert im Kopf 89

Kapitel 7: Kommunikation: Vom Körper zum Gehirn 99
    Wie der Körper kommuniziert 101

Kapitel 8: Das Zusammenspiel von Gehirn und Körper optimieren 109
    Machen Sie sich startklar für volle Leistung! 111

Kapitel 9: Die Sinne schärfen 125
    Seien Sie „scharf-sinnig"! 127
    Sehen 130
    Hören 135

Kapitel 10: Feinabstimmung 143
    Die Feinmotorik 145

Kapitel 11: Das Gelernte in die Tat umsetzen 151
   Den Weg zu Ende gehen 153
   Machen Sie es sich so leicht wie möglich 154
   Alles zusammen: 10 Schritte, die viel verändern 159

Kapitel 12: Schlusswort 177
   Sie können es schaffen 179

Anhang 181
   Anmerkungen 183
   Literaturverzeichnis 187
   Stichwortverzeichnis 189
   Über die Autorin und die Illustratorin 191

Vorbemerkungen des Verlags

Dieses Buch informiert über Selbsthilfeübungen, die Stress abbauen und das Lernen erleichtern. Sie haben sich als sicher und effektiv bewährt. Wer sie anwendet, tut dies in eigener Verantwortung. Autorin und Verlag beabsichtigen nicht, Diagnosen zu stellen oder Therapieempfehlungen zu geben. Die hier beschriebenen Übungen sind nicht als Ersatz für professionelle medizinische Behandlung bei gesundheitlichen Problemen zu verstehen.

Die qualifizierte Anwendung des in diesem Buch erwähnten kinesiologischen Muskeltests ist nur nach intensiver persönlicher Schulung (in Kursen oder durch professionelle Kinesiologieanwender) möglich.

Brain-Gym® ist in den USA von der Edu-K-Foundation und in Deutschland vom IAK Institut für Angewandte Kinesiologie GmbH, Freiburg, als Warenzeichen geschützt. Für *Vision-Gym*® ist der Schutz als Warenzeichen beantragt.

Danksagungen

Mein Dank gilt in erster Linie meiner Familie: Barry für seine Geduld und seine Unterstützung; Sean für seine Inspiration und seine Computertricks; Elana für Ihre gelungenen Cartoons, von denen wir für dieses Buch reichlich Gebrauch gemacht haben; Eric, Judy, Aimee, Daniel und vor allem Sarah für die Bereicherung meines Lebens.

Mein Dank richtet sich an meine Kollegen, die mich bei der Verwirklichung dieses Buchprojekts unterstützt haben, insbesondere Cathrine Levan für ihren grenzenlosen Optimismus und ihre technischen Fertigkeiten, die dieses Projekt ans Ziel gebracht haben (bei unserer gemeinsamen Arbeit kam wieder ein neues ihrer vielfältigen Talente zum Vorschein: ihr Zeichen- und Illustrationstalent); Marilee Boitson, die mir geholfen hat, den Überblick nicht zu verlieren (ohne ihre Weitsicht, ihre sanfte, aber bestimmte Art wäre dieses Buch länger und längst nicht so klar strukturiert); und meiner Freundin und Kollegin Joy Ridenour für ihre Unterstützung und ihre permanente Verfügbarkeit.

Auch wenn dieses Buch aus verschiedenen Gebieten der Kinesiologie entstanden ist, basieren die Begriffe und Übungen in erster Linie auf der *Educational Kinesiology* und der Arbeit von Paul und Gail Dennison. Ihre Erkenntnisse über den Zusammenhang zwischen Lernen und Bewegung und über den Vorgang des Lernens überhaupt, über eine bessere Verarbeitung von Sinneseindrücken, über die Selbstbeobachtung (*Noticing*) und die wahre Bedeutung des Lernens bilden die Grundlage für diese Arbeit.

Carla Hannaford (*Bewegung – das Tor zum Lernen*) widmete mir ihre Zeit, ihr Wissen und ihre Weisheit und beantwortete viele Fragen über die neurophysiologischen Grundlagen von *Brain-Gym*® und Bewegung überhaupt. Rose Fischer-Peirick beantwortete meine Fragen ebenso unermüdlich. Wayne Topping (*Körperenergien in der Balance*), Begründer der *Wellness Kinesiology,* begleitete mich auch bei diesem Projekt mit seiner geistigen Führung, seiner grenzenlosen Unterstützung und stellte mir großzügig Material zur Verfügung. Danke, Wayne!

Mein Dank gilt auch Daniel Whiteside und seinen Kollegen, den Begründern von *Three In One,* die die Stressbewältigung, die Lernförderung und die Idee der Eigenverantwortung mit ihren Erkenntnissen vorangebracht haben; Eric Jensen (*Brain-Based Learning & Teaching*), der mit half, mein Wissen über Kinesiologie mit der Lernforschung und dem Persönlichkeitsmanagement zu verknüpfen; John Thie, der mit *Touch For Health* die Grundlagen für leichteres Lernen geschaffen hat, indem er Laien zeigte, was jeder selbst für seinen Körper tun kann.

Ganz herzlichen Dank auch meinen Kollegen, die sich immer wieder die Zeit genommen haben, mir Rückmeldung zu geben und mich zu ermutigen. Ich danke ... (hier nochmals der Reihe nach) ... Carol Anne Bickerstaff, Pamela Curlee, Gail Dennison und Paul Dennison, Yvette Easthman, Rose Fischer-Peirick, Carla Hannaford, Eric Jensen, Kenneth Kline, Marilyn Lugaro, John Maguire, Joanne MacDonald, Stephanie Mogg, Paula Oleska, Raleigh Philp, Joy Ridenour, John Thie und nicht zuletzt Wayne Topping – und vielen anderen Freunden und Schülern, deren kritische Anmerkungen mich und dieses Buch beeinflusst haben.

Beiträge aus allen genannten Quellen bilden die Grundlage dieser Arbeit. Mein Beitrag besteht darin, diese Grundlagen zur Synthese gebracht zu haben, wobei mir die verlegerische Begabung und die engagierte Führung von Marilee Boitson immer zu mehr Klarheit verholfen haben; damit hat sie diese Synthese maßgeblich bereichert und strukturiert. Ich danke ihr für die großzügige Art, mit der sie mir ihre Kenntnis der Materie und ihr Wissen zugänglich gemacht hat und mit der sie mir gestattete, ihre Ideen in diese Arbeit einfließen zu lassen. Für die endgültige Interpretation bin ich allein verantwortlich, ebenso wie für alle Fehler und Irrtümer.

Zuletzt danke ich auch Ihnen, meinen Lesern, ohne die kein Buch wirklich existiert.

Sharon Promislow

Kapitel 1

Den Kurs abstecken

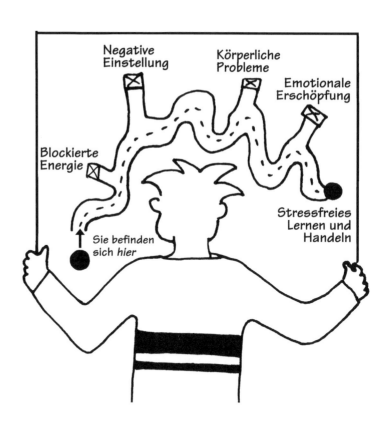

»Es gibt keine Trennung zwischen dem, was im Zentralnervensystem geschieht, und der Funktion der Erinnerung in jeder Körperzelle. Die Erfahrung der Vergangenheit wurde von den Neuronen eingefangen und festgehalten, die genau in diesem Augenblick gefeuert haben. Jeder Muskel, jeder Nerv und jedes Gewebe, die an diesem Erlebnis teilhatten, wurden beeinflusst und werden sich auf ihre eigene Art und Weise daran ›erinnern‹.«

Gordon Stokes und Daniel Whiteside (in: *Tools of the Trade,* **S. 79)**

Zur Einführung

Auch wenn sich dieses Buch auf den aktuellen Stand von Wissenschaft und Forschung gründet, soll es keine tief schürfende wissenschaftliche Abhandlung werden. Ich möchte vielmehr erreichen, dass Sie Ihre Reaktionen auf Stress objektiv erfassen können, dass Sie neue Erkenntnisse über das Zusammenspiel von Geist und Körper gewinnen und dass Sie die hier vorgestellten Aktivitäten selbst mit viel Spaß auf ihre Wirksamkeit prüfen. Ich lade Sie ein, dieses Buch nicht nur zu lesen, sondern es im wahrsten Sinne des Wortes in die Tat umzusetzen.

Dieses Buch verbindet Elemente aus der aktuellen Lernforschung, der Gehirn- und der Stressforschung mit der Kinesiologie zu einem benutzerfreundlichen Leitfaden, der Sie in die Lage versetzt, effektiv mit persönlichen Veränderungen und Stresssituationen umzugehen.

Zur Begriffswahl: Ich habe mich dafür entschieden, einfach vom Zusammenspiel zwischen *Gehirn* und *Körper* zu sprechen und mich nicht auf eine Erörterung der Begriffe *Geist* und *Bewusstsein* einzulassen, denn das wäre ein viel umfassenderes Thema. Das Entscheidende ist hier, dass unser Gehirn im Grunde genommen (und in seiner ganzen Komplexität) ein lebenswichtiges Organ unseres Körpers ist – ein Teil eines Ganzen. Nicht mehr und nicht weniger. Allerdings hat man in der westlichen Welt den Körper lange Zeit als getrennt von Geist bzw. Gehirn aufgefasst. Es erscheint mir sinnvoll, die physiologische Wahrheit wieder stärker zu betonen, dass nämlich Gehirn und Körper *einen* Gesamtorganismus bilden, sozusagen ein vernetztes System. (Das von der Autorin häufig verwendete, in den USA gängige *brain/body system* übersetzen wir hier teils mit „System", teils mit „Organismus" oder auch als „Zusammenspiel" von Gehirn und Körper. Anmerkung des Verlags)

Viele Autoren haben sich mit dem Thema „Geist steuert Materie" befasst, also mit dem Einfluss unseres Willens auf das Funktionieren und das Wohlbefinden unseres Körpers. Dieses Buch behandelt aber auch die Frage, wie die Materie den Geist beeinflusst, das heißt, wie eine Neustrukturierung unserer geistig-körperlichen Reaktionsmuster und die Entwicklung eines gesunden Kommunikationssystems sowohl auf unseren Körper

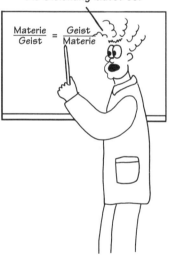

Materie beeinflusst den Geist ebenso, wie Geist die Materie beeinflusst.

Nicht vergessen: Sie allein sind Experte oder Expertin für sich selbst! Handeln Sie eigenverantwortlich!

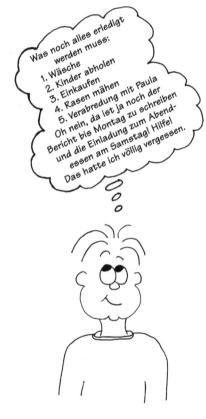

Lassen Sie sich von störenden Gedanken nicht ablenken!

als auch auf unser Lernen, unsere Leistung und unsere Einstellung – kurz: auf unser ganzes Sein wirken.

Mir als Vertreterin der *Educational Kinesiology* ist es ein besonderes Anliegen, Menschen zu helfen, ihre geistige und körperliche „Grundausstattung" zu verstehen und zu verbessern sowie die Nervenverbindungen für besseres Lernen und Handeln zu entwickeln oder zu verstärken. Mein Ziel war immer zu vermitteln, wie der Körper, das Gehirn und die Sinne arbeiten und wie ihre Leistungen gesteigert werden können. In diesem Buch bringe ich all das zu Papier, was ich gerne mit Ihnen teilen möchte. Und dabei müssen Sie mitspielen. Ich lade Sie ein, diese Seiten mit Abenteuerlust und Spieltrieb zu lesen. Ja, wir vertrauen darauf, dass die Nervenbahnen, die im Laufe der kindlichen Entwicklung angelegt wurden, in jedem Alter wieder belebt und verstärkt werden können. Geben Sie das, was sich „gut anfühlt", an Ihre Familie und Ihre Freunde weiter. Was *Ihnen* gut tut, kann auch anderen nicht schaden.

Eigenverantwortung ist der Schlüssel

Dieses Buch führt Sie in einige sanfte Körperbewegungen ein, die dazu entworfen wurden, Nervenverbindungen zu entwickeln, Ihnen Energie zu verleihen und die Kommunikation zwischen Ihrem Gehirn und Ihrem Körper zu verbessern. Und vergessen Sie bitte nicht: Sie allein sind der Experte oder die Expertin für sich selbst. Wenn Sie die in diesem Buch vorgestellten Übungen machen, sollte dies ohne irgendwelche Beschwerden möglich sein. Machen Sie die Übungen so, dass Sie sich dabei wohl fühlen, und konsultieren Sie gegebenenfalls vorher Ihren Arzt. Kleine Bewegungen können die Kreisläufe ebenso gut aktivieren wie große Bewegungen; Sie werden den Unterschied trotzdem bemerken.

Wie man mit ablenkenden Gedanken umgeht

Gibt es irgendetwas, das Sie daran hindert, dieses Buch völlig konzentriert zu lesen? Müssen noch Einkäufe erledigt werden, Kinder irgendwo abgeholt werden, Telefonate getätigt werden usw.? STOPP! Schreiben Sie diese Aufgaben und Gedanken jetzt auf, damit Ihr Gehirn sich entspannen und organisieren kann. Andernfalls wird Ihr Gehirn sich genötigt fühlen, diese Dinge

Zur Einführung

immer wieder im falschen Moment aus Ihrem Unterbewusstsein hervorzuholen und Ihre Konzentration zu stören. Sollten beim Lesen noch andere störende Gedanken auftauchen, fügen Sie sie Ihrer Liste hinzu, verbunden mit dem Vorsatz, sich später darum zu kümmern. Und bitte merken Sie sich: Dies ist effektives Stressmanagement.

Wie Sie dieses Buch benutzen können

Grundsätzlich gilt: „Nichts ist unmöglich!" Überfliegen Sie dieses Buch von rechts unten nach links oben oder stellen Sie es auf den Kopf. Lesen Sie zunächst die theoretischen Abschnitte oder nehmen Sie sich gleich die Übungen vor. Lesen Sie das Inhaltsverzeichnis vor jedem Abschnitt und bereiten Sie Ihr Gehirn vor, indem Sie sich einige Fragen stellen. Lernen Sie die *Schnellen Sechs* auf den Seiten 40–42, bevor Sie das Buch lesen. Machen Sie zwischen den einzelnen Kapiteln einen Spaziergang. Betrachten Sie einfach nur die Bilder. Arbeiten Sie das ganze Buch vom Anfang bis zum Ende durch. Oder konzentrieren Sie sich auf das Thema, das Sie im Moment am meisten bewegt. Führen Sie die Aktivitäten für Ihre persönliche Bestandsaufnahme durch. Essen Sie zwischendurch eine Kleinigkeit. Bestimmen Sie zuerst Ihr Ziel. Markieren Sie Passagen, die Ihnen besonders gut gefallen. Schreiben Sie Bemerkungen in die Tabellen. Entwickeln Sie Ihre eigenen guten Ideen und erzählen Sie sie jemandem. Knicken Sie an den wichtigsten Seiten eine Ecke um. Lesen Sie einem Freund laut vor ... Nur eines sollten Sie nicht tun, nämlich dieses Buch in ein Bücherregal stellen und es vergessen. Es wird nämlich keine Ruhe geben, bis Sie mit ihm spielen!

Erfahrung durch Bewegung

Die Aktivitäten, die in diesem Buch vorgestellt werden, sollen mit allen Sinnen erlebt werden. Lesen Sie nicht nur, setzen Sie sie in die Tat um! Die Ergebnisse werden viel tief greifender sein, wenn Sie sich bewegen, etwas tun und aktiv beteiligt sind, als wenn Sie einfach nur lesen oder zuhören. Machen Sie „bewegende Erfahrungen"!

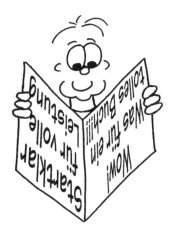

Lesen Sie dieses Buch meinetwegen von hinten nach vorne oder stellen Sie es auf den Kopf. Für eine bessere Körperhaltung können Sie es sogar auch auf dem Kopf balancieren.

Persönliche Bestandsaufnahme

Nehmen Sie sich die Zeit, die Aufgaben zur persönlichen Bestandsaufnahme genau und vollständig auszuführen. Dadurch dass Sie sich Klarheit darüber verschaffen, wie Sie zurzeit „funktionieren", und sich wenn nötig ganz bestimmte Ziele setzen, nehmen Sie Ihre Ziele und die Reaktionen Ihres Organismus bewusst wahr und gelangen so zu einer wertvollen persönlichen Selbsteinschätzung. Dieses Wissen hilft Ihnen wiederum dabei, die Bereiche herauszufinden, wo Sie von einer Verbesserung am meisten profitieren würden. Sie haben also, noch bevor Sie in die Gehirn-Körper-Übungen einsteigen, die Möglichkeit festzustellen, wie Sie sich im Hinblick auf Ihre Herausforderungen fühlen und wie Sie darauf reagieren; damit haben Sie eine Ausgangsposition, von der aus Sie die positiven Veränderungen, die Sie erfahren werden, messen können.

Pausen einlegen

Wann immer Ihr Gehirn müde wird, machen Sie eine Pause – trinken Sie einen Schluck Wasser, strecken Sie sich, blinzeln Sie in die Ferne oder experimentieren Sie mit einer neuen Übung. Tun Sie, was Sie tun müssen ... und kehren Sie dann erfrischt zum Text zurück. Unser Gehirn ist so beschaffen, dass es zwischen der Aufnahme neuer Informationen und deren Integration in unser Gehirn-Körper-Netzwerk hin- und herwechselt. Nach den Erkenntnissen der Gehirnforschung können wir uns auf das Lernen neuer Informationen so viele Minuten konzentrieren, wie wir Jahre alt sind, höchstens jedoch zwanzig Minuten. Machen Sie deshalb öfter mal eine Pause und lesen Sie auf Seite 158 die Hinweise für stressfreies Lernen!

Symbole

Die nachfolgend definierten, in den Randspalten dieses Buches abgedruckten Symbole für bestimmte, wiederkehrende Aktivitäten helfen Ihnen schneller voranzukommen:

Bestandsaufnahme: Beantworten Sie die Fragen in jedem Bestandsaufnahmeabschnitt aufrichtig und verbessern Sie damit Ihre persönliche Wahrnehmung Ihres Verhaltens und des Niveaus, auf dem Sie zurzeit „funktionieren".

Voraktivität: Nehmen Sie bewusst wahr, wie Sie sich fühlen und wie Sie „funktionieren", bevor Sie zu den Gehirn-Körper-Integrationsübungen weitergehen, damit Sie eine Ausgangsposition haben, an der Sie Ihre positiven Veränderungen messen können.

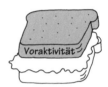

Gehirn-Körper-Integrationsübung: Dieses Symbol signalisiert eine Aktivität, die die Integration von Gehirn und Körper wiederherstellt, Energieblockaden löst und reibungsloses, optimales „Funktionieren" gewährleistet.

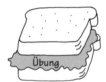

Nachaktivität: Durch Wiederholung der Voraktivität werden Ihnen die positiven Veränderungen Ihres Handelns und Ihr reibungsloses „Funktionieren" bewusst und die Neustrukturierung Ihres Gehirn-Körper-Systems wird dauerhaft verankert.

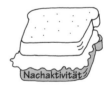

Die *Schnellen Sechs:* Jede der sechs auf den Seiten 40–42 aufgeführten Selbsthilfe-Integrationsübungen können Sie jederzeit und überall anwenden, ohne die Aufmerksamkeit Ihrer Umgebung zu erregen. Alle zusammen bringen Sie wieder in einen integrierten, fokussierten Zustand.

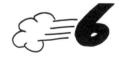

Einleitung

Das Zusammenspiel von Gehirn und Körper – das genialste „Betriebssystem"

Täglich wird über technologische Fortschritte berichtet: Computer arbeiten noch schneller, haben noch höher entwickelte Betriebssysteme, lösen noch kompliziertere Aufgaben noch leichter, verfügen über noch mehr Speicherkapazität und kommunizieren noch besser mit anderen Systemen.

Es ist erstaunlich, wie viel Zeit, Geld und Energie darauf verwandt werden, diese technischen Wunderwerke zu erwerben und den Umgang mit ihnen zu erlernen; dass unser Gehirn-Körper-System das ausgefeilteste Betriebssystem überhaupt und allen technischen Systemen haushoch überlegen ist, gerät dabei in Vergessenheit.

Die meisten von uns wünschen sich mehr Leistungsfähigkeit, Kreativität, Gesundheit und Wohlbefinden. Wenn das auch für Sie zutrifft, sollten Sie sich etwas Zeit nehmen, um einige einfache, ganzheitliche Regeln für das Funktionieren Ihres Organismus kennen zu lernen. Wollen Sie ein paar leichte Übungen erlernen, die ihn optimal arbeiten lassen? Wollen Sie sich einfach (die Betonung liegt auf dem Wort „einfach") besser fühlen? Sie brauchen dazu keine spezielle Ausrüstung. Alles, was Sie brauchen, haben Sie in sich selbst und in Ihren Händen.

Wenn etwas „einfach weg" ist

Nehmen wir einmal an, Sie sind Student, Berufstätiger oder Sportler und auf Ihr Examen, Ihre Sitzung oder Ihren Wettkampf bestens vorbereitet. Sie verstehen Ihr „Handwerk", aber im entscheidenden Moment (in der Prüfung, bei Ihrer Präsentation, auf dem Spielfeld) ist alles wie weggewischt: Sie wissen keine Antworten auf die Prüfungsfragen, Sie verlieren den Faden, Sie lassen buchstäblich den Ball fallen.

Was hält uns davon ab, unser Bestes zu geben? Was hemmt unsere Kreativität, was hindert uns daran, unsere Ziele zu erreichen und beruflich und privat erfolgreich zu sein?

Vereinfacht ausgedrückt: Sobald wir unter Stress stehen, bricht das koordinierte Zusammenspiel, die Integration von Gehirn und Körper zusammen, sodass wir in unserem Leben

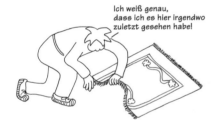

Das Gute daran, dass manchmal etwas „einfach weg" ist: Man freut sich, wenn man es wieder findet.

und Lernen sozusagen „behindert", abgeschaltet sind. Viele Lern- und Verhaltensprobleme wie das Ausblenden von Wissen, das kurz zuvor noch verfügbar war, sind typisch für diese Desintegration.

Wenn wir unter Stress geraten, wird Energie aus den für die Vernunft zuständigen Bereichen der Großhirnrinde abgezogen, die Verbindung zwischen linker und rechter Gehirnhälfte wird unterbrochen und einzelne Sinnesorgane können unbeabsichtigt „abgeschaltet" werden. Wir kehren zu einem dominanten Gehirnorganisationsmuster zurück, das für den Überlebenskampf entwickelt worden ist und das uns den Zugriff auf unsere nichtdominante Gehirnhälfte und unsere nichtdominanten Sinnesorgane verwehrt. In dieser Situation haben wir Schwierigkeiten, zu denken und gleichzeitig zu handeln. Wir müssen uns mehr anstrengen, was wiederum den Stress verstärkt. Um optimal handeln zu können, brauchen wir eine Methode, die blockierte Energie wieder frei zu schalten, die Verbindung zwischen den Gehirnhälften wiederherzustellen und die Integration der Gehirn- und Körperfunktionen zu erreichen.

Dieses Buch will Sie mit einer Methode bekannt machen, die all dies leisten kann. Ich habe als Kinesiologieanwenderin sowohl mit Kindern als auch in Unternehmen gearbeitet und habe festgestellt, dass dieselben Übungen, die Kindern das Lernen erleichtern, uns allen helfen, besser zu arbeiten und zu handeln.

Wird die optimale Kommunikation zwischen Gehirn und Körper unterbrochen, so werden wir am erfolgreichen Handeln gehindert. Dieses Buch soll Ihnen helfen zu erkennen, wie und wo die Kommunikation unterbrochen ist, und Ihnen kinesiologische Techniken zeigen, mit denen Sie diese Unterbrechungen aufheben können. Im Idealfall werden Sie die mentalen, körperlichen und emotionalen Blockaden, die Sie an einem erfolgreichen Handeln hindern, auflösen können. Zumindest aber werden Sie klar erkennen, in welchen Bereichen Sie Schwächen haben und vielleicht professionelle Unterstützung benötigen.

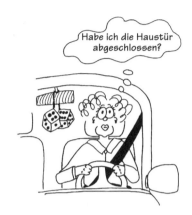

Sobald Sie unter Stress geraten, bricht die Gehirnintegration zusammen und es wird schwierig zu denken und gleichzeitig zu handeln.

Die Integration von Gehirn und Körper
Wenn unser Organismus optimal arbeitet, werden klare Nachrichten in einem intakten Kreislauf vom Gehirn an alle Stellen

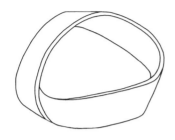

Das Möbiussche Band ist die perfekte Metapher für die Kommunikation zwischen Gehirn und Körper.

des Körpers gesendet und umgekehrt. Sinnesinformationen werden überall im Gehirn integriert verarbeitet und bewusstes Handeln fällt uns leicht. Haben Sie sich schon einmal mit dem Prinzip des Möbiusschen Bandes befasst? Nehmen Sie einen Papierstreifen, drehen Sie *ein* Ende herum (um die Längsachse) und kleben Sie die beiden Enden zusammen. Sie erhalten eine Endlosschleife, bei der Vorder- und Rückseite ohne Unterbrechung ineinander übergehen. Das ist eine gute Metapher für reibungsloses Zusammenspiel: Gehirn und Körper können ein „starkes Team" bilden! Klare Kommunikation auf der Körperebene ist Voraussetzung für klare Denk- und Ausdrucksweise.

Der aktuelle Organisationszustand Ihres Organismus

Ein „Zustand" ist eine „Momentaufnahme" unserer körperlichen und geistigen Gesamtorganisation und setzt sich zusammen aus unseren Gedanken, Gefühlen, unserer Physiologie sowie aus den Augenbewegungen, der Atmung, der Körperhaltung, der Gestik, dem Gesundheitszustand und dem körperlichen Wohlbefinden.[1] Ändert sich eine dieser Variablen, so ändert sich auch der Gesamtzustand.[2]

Stellen Sie sich vor, Sie sitzen vor einem brennenden Kamin, haben die Füße hoch gelegt, ein Glas in der Hand und hören gute Musik. Ahhh! – Jetzt stellen Sie sich lebhaft vor, dass Sie sich mitten im Berufsverkehr befinden, rings um Sie her wird gehupt, Sie umklammern krampfhaft das Lenkrad und bei dem Versuch, die Fahrspur zu wechseln, geht ein Adrenalinstoß durch Ihren Körper. Beobachten Sie den Unterschied in Ihrem Denken, Fühlen und körperlichen Befinden (in Ihrem Zustand), wenn Sie an die eine oder die andere Situation denken.

Lernforscher haben den für Lernen idealen Zustand als einen so genannten „fließenden" Bewusstseinszustand beschrieben (engl.: *flow*), einen ungestörten Zustand, in dem der Lernende sich im Lernvorgang „verliert", in einem zeitlosen „Wohlfühlerlebnis" aufgeht. Eric Jensen hat es folgendermaßen ausgedrückt: Wenn sich Fähigkeiten, Aufmerksamkeit, Umgebung und Wille mit der Aufgabe im Einklang befinden, dann ist der Lernende „im Fluss". In dem Maße, in dem sich die Anforderungen erhöhen, erhöht sich im Idealfall auch das Leistungsniveau.[3]

Wenn wir uns körperlich wohl fühlen, wenn wir geistig rege und produktiv und außerdem noch emotional ausgeglichen sein wollen, müssen wir wissen, wie wir diesen ausgeglichenen, positiven Zustand erreichen und aufrechterhalten können. Die Kinesiologie gibt uns Möglichkeiten zur Bewältigung dieser Aufgabe in die Hand. Sie werden erkennen, dass dies nicht nur eine intellektuelle Leistung ist: An dieser Erfahrung wird Ihr ganzer Organismus beteiligt sein und Sie von Kopf bis Fuß „in Fluss" bringen.

Angewandte Kinesiologie
Der Begriff Kinesiologie geht zurück auf das griechische Wort für Bewegung. In der Medizin bezeichnet „Kinesiologie" die Bewegungslehre und die Untersuchung der Muskeln. In diesem Buch meinen wir mit „Angewandter Kinesiologie" eine Methodik zum Sondieren und Ausgleichen des energetischen Zustands des Organismus.[4] Sie lehrt einfache, aber tief greifende Techniken, mit deren Hilfe Sie die Verbindung zwischen Gehirn und Körper herstellen und deren Qualität verbessern können. Sie verbindet Grundlagen und Techniken aus *Applied Kinesiology*, Akupressur, Energielehre, aktueller Gehirnforschung, Stressbewältigung, NLP, Chiropraktik und Körperarbeit zu einem weiterhin in Entwicklung begriffenen energetischen Modell zur Neustrukturierung der körperlichen Reaktionen auf Stress.

Kinesiologieanwender beschäftigen sich damit, wie Muskeln, Bewegungen und Körperhaltung Veränderungen innerhalb des Organismus reflektieren und beeinflussen können. Anhand dieser Informationen kann genau ermittelt werden, wo eine Verbesserung angebracht ist und ob diese nach den Integrationsübungen erreicht wurde. Verglichen mit dem medizinischen Modell, das Symptome behandelt, konzentriert sich die Angewandte Kinesiologie ausschließlich darauf, den natürlichen Energie- und Bewegungsfluss des Körpers wiederherzustellen und die klassischen Stressreaktionen aufzulösen. Wenn dabei Muskeln getestet werden, wird damit nicht die physische Stärke des Muskels gemessen, sondern wir wollen zu einer Einschätzung des Zustands des Nervensystems gelangen, das die Funktion dieses Muskels steuert.[5]

Das kinesiologische Energiemodell

Im Energiemodell der Angewandten Kinesiologie ist die Verschmelzung (Fusion) von Körper, Geist und Seele (Emotion) ganzheitlich und vollständig, es umreißt einen „Seinszustand", der seinerseits die Grundlage für unser Verhalten ist. Wird ein noch so kleiner Teil dieses Zustandes verändert, so verändert sich notwendigerweise der Gesamtzustand und lässt neue *Verhaltens*muster zu. Umgekehrt kann eine *Verhaltens*änderung auch den Gesamtzustand verändern. Das ist der Grund, warum mit scheinbar einfachen Maßnahmen unglaubliche Veränderungen beim Lernen und in anderen Bereichen erreicht werden. Deshalb funktioniert die Kinesiologie, oder genauer ausgedrückt: deshalb funktionieren die Techniken für die Veränderung.

Wie wir Lern- und Leistungsblockaden erwerben

Wie wirkt sich eine Blockade auf unseren optimalen Seinszustand aus? Die aktuelle Gehirnforschung vertritt die Auffassung, dass Erinnerung nicht ausschließlich im Gehirn stattfindet; jede einzelne unserer Zellen verfügt über ein eigenes Zellgedächtnis. Deshalb kann unsere natürliche Neigung, aus bestimmten Ereignissen des Lebens Blockaden zu entwickeln, auf einen einfachen Nenner gebracht werden:

Ereignis + Wahrnehmung + hohe Emotionsdichte = Blockade[6]

Die Ereignisse als solche sind neutral. Ein Teil unseres angeborenen Verhaltensmusters besteht jedoch darin, dass wir Menschen die Ereignisse durch unseren Wahrnehmungsfilter laufen lassen, ihnen unsere ganz persönliche Interpretation hinzufügen und sie mit unseren Emotionen verknüpfen. Wenn Sie zum Beispiel die Straße entlanggehen und ein knurrender Hund direkt auf Sie zurennt, nehmen Sie das als Gefahr wahr. Ihr Herz schlägt schneller und Sie empfinden Angst. Alle an dem Ereignis beteiligten Nervenbahnen übermitteln in dem Moment, in dem Sie die Gefahr wahrnehmen, ihre Informationen: die genaue Position Ihres Körpers, die beteiligten Muskeln, Ihre Blickrichtung und besonders Ihre Emotionen und Ihre Reaktion (stehen bleiben oder weglaufen?); und alle diese Informationen werden von Ihrem Zellgedächtnis gespeichert. Es macht keinen Unterschied, ob der Hund vor Ihnen stehen bleibt und Ihnen

Wenn wir ein Trauma erleben, wird die Position unseres Körpers und alles, was wir in diesem Moment fühlen, denken, sehen und hören, mit gespeichert.

die Hand leckt oder nicht. Von diesem Zeitpunkt an wird in vergleichbaren Situationen die ganze Reaktionskette ablaufen, die in dem ersten Moment, in dem Sie den Hund auf sich zurennen sahen, Teil Ihrer Überlebenstaktik war, selbst wenn das auslösende Ereignis längst vergessen ist. Diese Reaktionskette kann durch das Wiedererkennen eines einzelnen Gliedes dieser Kette ausgelöst werden, etwa dadurch, dass Sie dieselben Muskeln gebrauchen, dass Sie in dieselbe Richtung schauen oder dass Sie dasselbe Gefühl haben. Je nach Persönlichkeitstyp können unterschiedliche Blockaden aufgebaut werden, nämlich:

1) eine mentale (geistige) Blockade oder ein einschränkendes Glaubensmuster wie etwa „Ich mag keine Hunde" oder „Tiere sind hinterhältig"
2) eine emotionale Blockade wie „Ich hasse Hunde und habe Angst vor Ihnen, vor Tieren überhaupt, davor, die Straße entlangzugehen, ja vor allem, was sich plötzlich auf mich zubewegt", oder
3) eine körperliche Blockade wie etwa „Ich habe Kopfschmerzen, Rückenschmerzen, Krämpfe in den Beinen, mit anderen Worten, ich kann heute nicht spazieren gehen!" Manche Menschen haben nur eine dieser Blockierungen, andere haben alle drei.

Natürlich gibt es auch „positive Blockaden" – positive Ereignisse, die positive Emotionen in uns auslösen und uns optimistisch und zuversichtlich in die Zukunft blicken lassen. In manchen Fällen können sich daraus jedoch auch Erwartungen und eine Form von Optimismus entwickeln, die nicht realistisch sind. Energieblockaden stellen sich somit als positive oder negative emotionale Muster dar, die in manchen Fällen genau untersucht und verändert werden sollten, damit wir mit der Gegenwart klar und vernünftig und ohne unrealistische Verzerrungen aus vergangenen Erfahrungen umgehen können.

Man kann das Leben mit dem Zeichenprogramm eines Computers vergleichen, in dem man verschiedene Schichten übereinander legt und sie dann an ihrem jeweiligen Platz fixiert, um das vollständige Bild zu erhalten. Wird nur ein Detail aus irgendeiner Teilschicht verändert, zum Beispiel die Hintergrundfarbe, ergibt sich am Ende ein völlig anderes Bild. Ein winziger Eingriff kann einen großen Unterschied bewirken.

Alte, gescheiterte Beziehungen können einen Wahrnehmungsfilter schaffen, der uns daran hindert, die Gegenwart klar und objektiv zu betrachten.

Ein paar einfache Energieschalter

Die in diesem Buch vorgestellten „Knöpfe" oder „Schalter" lösen Energieblockaden in Ihrem Organismus auf. Dadurch wird der normale, ungehinderte Energiefluss und die Nachrichtenübermittlung zwischen Gehirn und Körper sichergestellt; gleichzeitig werden andere wichtige Funktionskreise des Körpers angeregt, etwa das Lymphsystem, das neurovaskuläre System oder das zentrale Nervensystem, um nur die wichtigsten zu nennen. Der erste „Energieschalter", mit dem wir uns hier befassen wollen, ist die Bewegung.

Bewegung: Wie später noch ausführlicher dargestellt werden wird, regt körperliche Bewegung die chemischen Botenstoffe im Körper an, die für das Wohlfühlen zuständig sind. Endorphine sind die natürlichen, vom Körper selbst produzierten Opiate, deren Bildung durch Bewegung angeregt wird, ein Phänomen, das vom „Stimmungshoch" der Dauerläufer bekannt ist. Langsame Überkreuzbewegungen regen die Bildung von Dopamin im Vorderhirn (zuständig für unsere Fähigkeit, Muster zu erkennen und schneller zu lernen), im limbischen System (kontrolliert unsere Gefühle) und im Basalganglion (steuert unsere bewussten Bewegungen) an. Dopamin ist der Neurotransmitter, der Millionen von Kindern mit der Diagnose „Aufmerksamkeitsdefizit-Syndrom" oder „hyperkinetisches Syndrom" fehlt und mit Ritalin therapiert wird. Die Auswirkungen auf das Lernverhalten sind erschütternd. Gezielte Körperbewegungen und die natürlichen Abläufe im Organismus tragen dazu bei, die Produktion, den Bedarf und den Transport von Neurotransmittern (und damit den Fluss ausgewogener Energie) innerhalb des Körpers zu verbessern.

Energieschalter aus *Touch For Health*: Die zentralen Techniken aus dem *Touch-For-Health*-System (eine Richtung der Angewandten Kinesiologie) drehen sich um die neurolymphatischen Reflexpunkte, die neurovaskulären Kontaktpunkte, den Meridianausgleich und den Spindelzellmechanismus. Hier wird mit leicht zugänglichen, sanften Energiesystemen auf der Körperoberfläche gearbeitet, die wiederum den Zugang zu anderen, vernetzten Kreisläufen öffnen und sie beeinflussen, sodass tiefer liegende Energieblockaden gelöst werden.

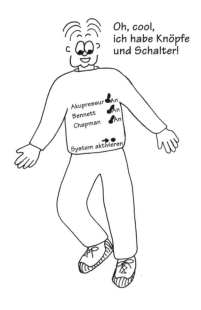

Mit Kinesiologie können Sie alles über die Knöpfe und Schalter Ihres Körpers erfahren.

Neurolymphatische Reflexpunkte[7]: Das Lymphsystem reinigt den Körper, es transportiert abgestorbene Zellen, Zellabfälle und überschüssige Flüssigkeit in den Blutkreislauf. Die neurolymphatischen Reflexpunkte (Nervenendpunkte, deren Stimulation den Lymphfluss anregt) wurden in den dreißiger Jahren des 20. Jahrhunderts von dem Osteopathen Frank Chapman entdeckt und aufgezeichnet. Er brachte diese Reflexpunkte mit Störungen im endokrinen System und in den Organen in Verbindung. Später entdeckte der Chiropraktiker Dr. George Goodheart den Zusammenhang zwischen diesen Reflexen und bestimmten Muskeln und dass eine Stimulation dieser Reflexe Energie- und Stressblockaden in den Muskeln lösen und sie stärken kann. Eine ausgewogene Ernährung und körperliche Bewegung spielen bei der Verbesserung des Lymphflusses ebenfalls eine wichtige Rolle. Die neurolymphatischen Reflexpunkte befinden sich hauptsächlich auf der Körpervorderseite, in den Zwischenrippenräumen neben dem Brustbein sowie auf der Körperrückseite entlang der Wirbelsäule; sie werden durch kreisförmiges Rubbeln mit den Fingerkuppen angeregt. In diesem Buch werden Sie einige davon kennen lernen. Wenn Sie die Anweisung erhalten, einen Punkt Ihres Körpers zu massieren, dann handelt es sich mit ziemlicher Sicherheit um einen neurolymphatischen Reflexpunkt.

Neurovaskuläre Haltepunkte[8]: Diese Punkte wurden ebenfalls in den dreißiger Jahren des 20. Jahrhunderts von Dr. Terrence Bennett entdeckt und befinden sich hauptsächlich am Kopf. Werden sie sanft, mit einem leichten Druck nach oben, gehalten, so leiten diese neurologischen Schalter das Blut in die mit ihnen gekoppelten Muskeln oder Drüsen.[7] Die *Positiven Punkte* auf Seite 93 sind ein gutes Beispiel dafür.

Meridianenergie und Akupressurpunkte[9]: Unsere Lebensenergie fließt in speziellen Kanälen, die Meridiane genannt werden; darauf wird im Kapitel 4 noch genauer eingegangen. Entlang der Meridiane befinden sich elektromagnetisch geladene Akupunkturpunkte, die man als Signaltürme eines Nachrichtenübermittlungssystems für bestimmte Organe, Muskeln oder Funktionen bezeichnen kann. Bei einer Blockade können wir die Akupressurpunkte halten oder, wie wir später bei den Reflexpunkten für die Bewegungskoordination noch sehen werden, die Akupressurpunkte an den Füßen rubbeln und so den gesamten Energiefluss anregen. Die Akupunktur regt die Ausschüttung von Endorphinen zur Bildung schmerzstillender Stoffe an; mit der Akupressur können wir dieselben Resultate erzielen.

Spindelzellmechanismus[10]**:** Die Spindelzelle ist eine hoch spezialisierte Nervenzelle, die Position und Spannung innerhalb eines Muskels registriert und die Länge des Muskels und den Grad der Veränderung seiner Länge misst. Mit diesem Mechanismus werden wir die Effizienz der Kommunikation zwischen Gehirn und Körper untersuchen. Die Technik eignet sich außerdem hervorragend dazu, einen verkrampften Muskel zu entspannen.

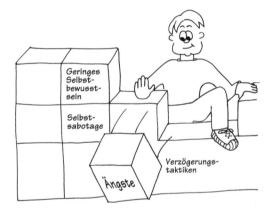

Wir können unsere Blockaden sanft auflösen.

Zusammenfassung: Wir gehen so vor, dass wir zunächst die direkten und indirekten physiologischen Blockaden identifizieren, die uns an einem erfolgreichen Handeln hindern. Dann bedienen wir uns der Energieschalter und anderer sanfter Methoden, um unsere emotionale, intellektuelle und physische Reaktion auf das ursprüngliche Ereignis aufzulösen. Erst wenn wir in der Lage sind, unsere Stressreaktionen objektiv wahrzunehmen und die Reaktionen unseres Nervensystems auf die ursprünglichen Auslöser neu zu strukturieren, können wir uns bewusst für bessere Lösungen und Handlungsweisen entscheiden.

In diesem Buch nehme ich künstliche Unterteilungen vor, um logisch begründbare Lerneinheiten zu schaffen (wie zum Beispiel elektromagnetische, emotionale, motorische und sensorische Integrationstechniken); in der Praxis verhält es sich jedoch so, dass sie zum Beispiel mit den elektromagnetischen Integrationstechniken auch Ihre Augen verbessern können; Ihr Gefühlszustand kann sich durch Veränderungen in der Körperhaltung und in der Ernährung bessern; Ihre Verdauung funktioniert vielleicht besser, nachdem Sie Ihre Ohren gerubbelt haben usw. Jeder Schalter kann der Schlüssel zur Auflösung einer Energieblockade sein; dadurch kann der normale Energiefluss wiederhergestellt werden, wovon wiederum Ihr ganzer Organismus profitiert, und zwar auch dort, wo zunächst kein Zusammenhang zu bestehen scheint.

Was Sie erwarten können
Was wollen Sie erreichen? Eine Ihrer ersten Aufgaben wird sein, klar zu entscheiden, wo Sie eine Verbesserung wollen. Sie dürfen ruhig hohe Erwartungen haben. Dass die Methode einfach ist bedeutet nicht, dass Sie keine entscheidenden Verbesserungen erleben werden. Je nach Ihrem persönlichen Ausgangspunkt wollen Sie vielleicht mehr Entspannung, mehr Energie, besseres Sehen, Hören, Schreiben oder Lernen. Dieses Buch will lediglich erreichen, dass Sie *Ihre* Übungen miteinander kombinieren und Ihren Bedürfnissen anpassen – und dass Sie sie auch machen! Sie werden zu einer besseren Integration Ihres Organismus finden und Sie werden leichter und mit einem tieferen Verständnis handeln und lernen, egal ob Sie Student, Berufstätiger, Sportler, Lebenskünstler oder Abenteurer sind.

Es ist interessant, dass viele Menschen, die diese Methoden angewandt haben, von einer Besserung chronischer Schmerzen berichten. Unser Organismus verfügt über einen angeborenen Schutzmechanismus: Aus beschädigten oder verletzten Regionen zieht er automatisch die Energie ab und teilt uns in Form von Schmerzen mit, dass wir diese Regionen, die Zeit zum Heilen benötigen, nicht belasten sollen. Manchmal schaltet der Energiekreislauf zwischen Gehirn und Körper auch nach der Heilung nicht auf „Normalbetrieb" zurück und wir müssen den blockierten Schmerzzyklus von neuem in Gang bringen.

Beim Sport, in Studium und Berufsleben kommt es immer wieder zu Leistungsschüben. Solche unglaublichen Veränderungen können sich plötzlich einstellen, wenn die blockierten Reaktions- und Funktionsmuster erkannt und neu strukturiert wurden und keine schwere Krankheit vorliegt.

Dieses Buch will Ihnen Hilfestellungen für ganz akute Stresssituationen anbieten und Sie anleiten, die Energieblockaden aufzuspüren, die dem zugrunde liegen und Sie behindern. Dieses Buch kann und will Ihnen keine „Patentlösungen" für die

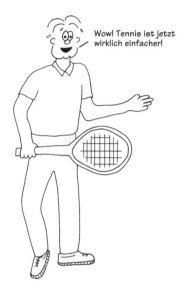

Alles, was Sie tun, geht leichter, nachdem Sie blockierende Muster erkannt und neu strukturiert haben.

Höhen und Tiefen des Lebens „im Schnellverfahren" anbieten. Bei ernsteren Problemen ist vielleicht professionelle Hilfe nötig, sei es von einem Kinesiologieanwender, einem Gesundheitsberater oder einem Arzt oder Heilpraktiker. Es kann Ihnen jedoch dabei helfen, den ersten Schritt zu tun. Das Beste, was Sie für sich tun können, ist, sich eine kleine Auswahl von Übungen zusammenzustellen, die Sie regelmäßig machen.

> **Stressabbau Schritt für Schritt**
> 1. Erkennen Sie, wie Ihr Organismus arbeitet und wie Sie ihn dabei optimal unterstützen können.
> 2. Erlernen Sie die Technik des „Noticing" (Selbstbeobachtung) – das Biofeedback-Instrument, das Ihnen zu einer Einschätzung darüber verhilft, ob Ihr Organismus Sie zurzeit bei Ihren Vorhaben unterstützt oder behindert.
> 3. Identifizieren Sie Ihre Schlüsselstressoren; erkennen Sie die psychologischen und physiologischen Auswirkungen dieser Stressoren.
> 4. Erkunden und erleben Sie, wie Gehirn, Körper und Sinne miteinander vernetzt sind und wie Informationen besser verarbeitet werden können.
> 5. Lernen Sie die Gehirn-Körper-Integrationsübungen kennen, mit denen Sie diese Veränderungen erreichen können. Sie werden die Reaktionen Ihres Körpers und Ihres Nervensystems mit leicht anwendbaren Techniken und Körperübungen aus der Kinesiologie neu strukturieren.
> 6. Stellen Sie sich eine Liste der Schritte zusammen, die Sie leicht anwenden können, um Probleme in allen Bereichen Ihres Lebens zu identifizieren und zu Ihrem Besten damit umzugehen.

Lassen Sie uns starten! Sie brauchen sich nicht anzuschnallen!

Kapitel 2

Die Ausrüstung überprüfen

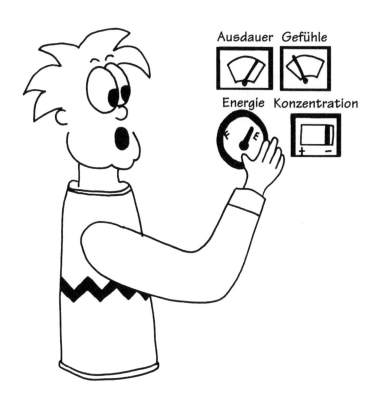

»… Stress wird nicht von dem Ereignis als solchem ausgelöst, sondern davon, wie wir dieses Ereignis wahrnehmen und wie wir darauf reagieren … Ein Schlüssel zur Stressreduktion ist daher, unsere Wahrnehmung *zu verändern. Wir sollten in der Lage sein, eine Situation nicht als Krise, sondern als Chance zu sehen.«*

Wayne Topping (in: *Success Over Distress*, S. 20)

Wo stehen Sie im Moment?

Die nachfolgende Bestandsaufnahme zur Selbsteinschätzung wird Ihnen bewusst machen, wie Sie zum gegenwärtigen Zeitpunkt hinsichtlich Ihrer Probleme, Ihres Verhaltens, Ihrer Ziele und Ihrer körperlichen Reaktionen empfinden. Damit haben Sie eine Ausgangsposition, von der aus Sie dann Ihre positiven Veränderungen messen können. Ihr Nutzen aus diesem Buch ist umso größer, je ehrlicher Sie mit sich sind, denn nur das Bewusstmachen von Problemen und Zielen versetzt das Gehirn in die Lage, eine Neustrukturierung in diesen Bereichen anzunehmen.

Bei den Bestandsaufnahmen kommt es darauf an, bewusst wahrzunehmen, wie Sie sich fühlen und wie Sie „funktionieren". Nachdem Sie die Übungen durchgeführt haben, wiederholen Sie die Bestandsaufnahmen, damit Sie positive Veränderungen erkennen können.

Bestandsaufnahme: Aktuelle Probleme und negative Verhaltensmuster

Kreuzen Sie jedes Problem bzw. Verhalten an, das auf Sie zutrifft.
Besonders typische Merkmale bitte doppelt ankreuzen.

- ❏ Abbruch mitten im Spiel
- ❏ Abneigung gegen sportliche Betätigung
- ❏ Entscheidungsschwierigkeiten
- ❏ Häufiges Augenreiben
- ❏ Hörprobleme
- ❏ Hyperaktivität
- ❏ Impulsivität
- ❏ Konzentrationsschwierigkeiten
- ❏ Leichte Erregbarkeit
- ❏ Lernprobleme
- ❏ Mangel an Kreativität
- ❏ Mangel an Selbstorganisation
- ❏ Mangel an Zuversicht
- ❏ Neigung zu Konflikten
- ❏ Neigung zu Unfällen
- ❏ Neigung, andere zu plagen
- ❏ Neigung, Dinge hinauszuschieben
- ❏ Nervosität
- ❏ Probleme mit der Zeiteinteilung
- ❏ Probleme mit Termineinhaltung
- ❏ Probleme, Angefangenes zu Ende zu bringen
- ❏ Probleme, die Zeit einzuschätzen
- ❏ Probleme, Stress zu bewältigen
- ❏ Ruhelosigkeit/Zappeligkeit
- ❏ Schlechte Augen-Hand-Koordination
- ❏ Schlechte Handschrift
- ❏ Schlechtes Leseverständnis
- ❏ Schwierigkeiten beim Befolgen von Anweisungen
- ❏ Schwierigkeiten beim Geben von Anweisungen
- ❏ Schwierigkeiten beim Lesen
- ❏ Sehprobleme
- ❏ Streitlust
- ❏ Stresskopfschmerzen
- ❏ Tagträume
- ❏ Übermäßiger Redefluss
- ❏ Unberechenbarkeit
- ❏ Ungeduld
- ❏ Ungeschicklichkeit
- ❏ Unsportlichkeit
- ❏ Unwohlsein bei längerem Laufen
- ❏ Verwechseln von Buchstaben oder Zahlen
- ❏ Zu geringes Arbeitstempo

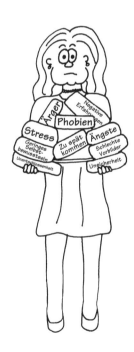

Je mehr Themen Ihr Gehirn als relevant erkennt, desto stärker werden Sie die positiven Veränderungen spüren.

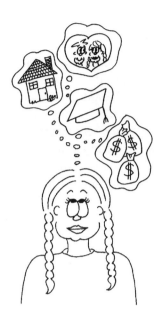

Werden Sie sich Ihrer Wünsche bewusst. Setzen Sie sich klare Ziele – egal ob materiell oder immateriell.

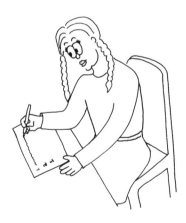

Schreiben Sie sie auf, damit sie für Sie real sind.

Was ist Ihr Ziel?

Sie können den Nutzen dieses Buches für sich erhöhen, indem Sie sich am Anfang ein wenig Zeit dafür nehmen, sich darüber klar zu werden, welche Resultate Sie erhalten möchten. Wie bereits erwähnt strebt unser Organismus danach, seine Arbeitsabläufe zu verbessern, sofern er ein klares Ziel gesetzt bekommt. Es ist deshalb wichtig, klar festzulegen, wo positive Veränderungen erwünscht sind.

Bestandsaufnahme: Warum haben Sie dieses Buch gekauft und welche positiven Veränderungen versprechen Sie sich davon?
Zählen Sie die Bereiche auf, für die Sie sich positive Veränderungen wünschen, und/oder formulieren Sie Ihre Ziele.

Nennen Sie drei Gründe, warum es für Sie besonders wichtig ist, die oben aufgeführten Ziele zu erreichen oder sogar noch zu übertreffen.

1.
2.
3.

Machen Sie sich bewusst, was Sie daran hindert, Ihre Ziele zu erreichen (siehe auch Übung auf Seite 29).

Was steht für Sie auf dem Spiel, wenn Sie Ihre Ziele nicht erreichen?

Was würde sich zum Guten bzw. Schlechten verändern, wenn Sie sie erreichen?

Wie Sie Ihren Fortschritt messen können

Noticing: Das Biofeedback-Instrument Ihres Organismus

Wie können Sie herausfinden, welche Übung für Sie am wirkungsvollsten ist? Anstatt teure, technisch hoch entwickelte Messinstrumente zu verwenden, empfehlen wir zwei kostenlose, in der Kinesiologie übliche Techniken. Die erste ist der Muskeltest – eine hervorragende Methode, um mit Hilfe der Reaktionen bestimmter Muskeln Informationen vom Gehirn und vom zentralen Nervensystem zu erhalten. Die zweite ist das *Noticing* (Selbstbeobachtung) – das Entwickeln einer bewussten, genauen und objektiven Wahrnehmung des aktuellen Organisationszustandes unseres Organismus, einschließlich Körperhaltung, Muskelspannung, Atmung und Sinneswahrnehmung. Effektives Muskeltesten muss unter Anleitung erlernt werden, *Noticing* dagegen können Sie in zehn Minuten lernen. Ich möchte Sie hier damit bekannt machen, und zwar in Form eines „Informations-Sandwich".

Noticing ist eine kostenlose, effektive Biofeedback-Methode, die Ihnen hilft, Ihre Fortschritte auf dem Weg zum Ziel zu erkennen.

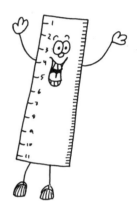

Das Informations-Sandwich

Die obere Scheibe des Sandwich: Anhand der *Voraktivität* stellen wir fest, wie wir im Hinblick auf ein Ziel oder Thema „funktionieren", und machen uns bewusst, wie erfolgreich wir im Moment in diesem Zusammenhang handeln und ob unser Körper darauf mit Stress reagiert. Es gibt keine richtigen oder falschen Antworten – nur die objektive Feststellung unserer derzeitigen Reaktionsmuster und Blockaden.

Der Belag: Als Nächstes machen wir die Gehirn-Körper-Integrationsübungen, um die Stressblockaden in unserem Organismus aufzulösen.

Die untere Scheibe: die *Nachaktivität:* Wir wiederholen das *Noticing* und messen die positiven Veränderungen, indem wir uns unser Ziel wieder vorstellen oder uns wieder mit unserem Thema beschäftigen.

Wenn wir mit der positiven Veränderung zufrieden sind, ist unsere Arbeit beendet. Wenn wir mit dem Ergebnis noch nicht zufrieden sind, wiederholen wir einfach die Integrationsübungen oder machen noch weitere Übungen, bis wir die gewünschte Verbesserung erreicht haben. Wir können

Wie können Sie erkennen, ob diese Techniken etwas bewirken?
Nehmen Sie bewusst wahr, ob Sie sich besser fühlen, ob Sie effektiver sind, ob Ihnen die Dinge leichter fallen.

Das Informations-Sandwich

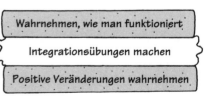

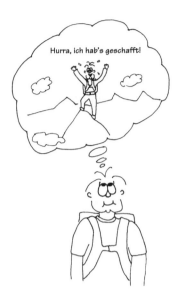

Visualisieren:
Wenn Sie sich einen persönlichen Erfolg in allen Einzelheiten ausmalen, dann stellen Sie damit die Nervenverbindungen her, die Ihrem Gehirn die Zuversicht geben, dass Sie bald angekommen sind, es geschafft haben und erfolgreich waren.

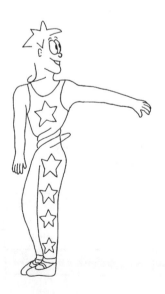

die Bewertung unserer Reaktionsmuster und unseres Handelns nach Bedarf fortsetzen, indem wir das Sandwich wiederholen.

Geist steuert Materie

Unsere (geistige) Wahrnehmung kann die Reichweite unserer körperlichen Fähigkeiten beeinflussen. Es ist mittlerweile wissenschaftlich erwiesen, dass unser Gehirn keinen Unterschied macht zwischen der *Vorstellung* und dem *tatsächlich* Erlebten. Mit modernsten wissenschaftlichen Methoden wie der Positronen-Emissionstomographie (PET), mit der der Blutfluss gemessen wird, der Kernspinresonanztomographie und der Computertomographie, mit denen die chemische Zusammensetzung des Blutes untersucht werden kann, und mit dem Elektroencephalogramm (EEG), das die elektrische Übertragung misst, konnte gezeigt werden, dass die Gehirnaktivitäten in beiden Fällen dieselben sind.

Was bedeutet das? Wenn Sie sich ein Ereignis in Verlauf und Ergebnis in allen Einzelheiten *ausmalen*, werden im Gehirn dieselben Nervenverbindungen hergestellt und es laufen dieselben Reaktionen im Organismus ab, die auch ablaufen würden, wenn das Ereignis wirklich stattfinden würde. Das ist der Grund dafür, dass unser *Noticing*-Bestandsaufnahmen auf den nächsten Seiten, bei denen Sie sich eine Stresssituation genau ausmalen sollen, zuverlässige Aussagen über tatsächliche Reaktionen machen können. Probieren Sie gleich einmal aus, wie Veränderungen in der Wahrnehmung unsere körperlichen Möglichkeiten sofort und unmittelbar beeinflussen.

Bestandsaufnahme: Erweitern Sie Ihren Bewegungsradius
Stellen Sie sich bequem hin und schauen Sie geradeaus. Heben Sie Ihren rechten Arm gerade nach vorne, sodass er einen rechten Winkel zum Körper bildet. Drehen Sie jetzt Ihren Kopf, Ihren Arm und Ihren Rumpf sanft nach rechts, und zwar so weit, wie es Ihnen ohne Anstrengung möglich ist. Registrieren Sie, wie weit Sie sich drehen können, und merken Sie sich den Punkt oder Gegenstand, auf den Ihre Hand zeigt. Lassen Sie Ihren Arm sinken und schauen Sie wieder nach vorne. Schließen Sie die Augen und entspannen Sie sich.

> Stellen Sie sich vor, Sie wären ein Akrobat im Zirkus, der seinen Körper mit Leichtigkeit immer weiter und weiter drehen kann. Stellen Sie sich vor, Sie wären so biegsam wie Gummi. Sehen Sie dieses Bild als Metapher für Ihre geistige Beweglichkeit, die Sie bei allem, was Sie tun, in die Lage versetzt, Ihre alten Grenzen und Glaubensmuster zu überwinden. Atmen Sie tief.
>
> Nun heben Sie wieder Ihren rechten Arm und drehen sich wieder sanft nach rechts. Registrieren Sie, wie weit Sie sich drehen können und wohin Ihr Arm zeigt. Hat sich Ihr Radius vergrößert? Gut! Das vermag geistiges Training! Wiederholen Sie die Übung; drehen Sie sich dieses Mal nach links und übertragen Sie Ihre neu gewonnene Beweglichkeit auch auf Ihre linke Seite.

Nun, da Sie erfahren haben, wie der Geist die Materie steuert, können wir Sie mit dem *Noticing* als Instrument der Selbsteinschätzung vertraut machen.

Ihre geistig-körperliche Ausgangsposition

Nehmen Sie sich ein paar Minuten Zeit, machen Sie die folgende Bestandsaufnahme und halten Sie Ihre Beobachtungen fest. Was Ihre Beobachtungen bedeuten, erfahren Sie im Kapitel 3, in dem wir uns mit Stressreaktionen beschäftigen.

> ### Bestandsaufnahme: Wie agiert und reagiert mein Körper in einer entspannten, angenehmen Situation?
>
> Stellen Sie sich bequem hin und stellen Sie sich eine angenehme Situation vor. Registrieren Sie ganz objektiv, was Ihr Körper tut. Denken Sie daran, dass es keine richtigen und falschen Beobachtungen gibt; stellen Sie einfach nur fest, was ist. Dies zeigt Ihnen die Ausgangsposition, an der Sie später die Reaktionen Ihres Körpers auf Stress messen können.
>
> Nehmen Sie Ihre Körperhaltung im Bezug zum Boden wahr. (Stehen Sie aufrecht, schwanken Sie vorwärts, rückwärts oder nach einer Seite?)

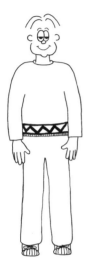

„Ich liege auf Hawaii an einem Strand unter Palmen …"

Welche körperlichen Reaktionen beobachten Sie an sich, wenn Sie sich eine entspannte Situation vorstellen? Wenn Ihnen jemand einen sanften Schubs vorwärts oder nach hinten geben würde, würden Sie sich dabei sicher oder wackelig fühlen? Probieren Sie es aus!

Nehmen Sie jede Art von Spannung, Schmerz oder Schwäche in Ihrem Körper wahr und wo sie sich befindet. (Beine, Rücken, Schultern, Nacken, Magen, Brust, Hals, Kiefer usw.)

Nehmen Sie Ihren emotionalen Zustand wahr. Wie fühlen Sie sich? Aufgeregt, glücklich, traurig, angespannt, angeregt, in sich gekehrt usw.

Nehmen Sie Ihren geistigen Zustand wahr. Können Sie klar denken oder sind Sie verwirrt?

Schauen Sie auf einen Gegenstand vor Ihnen. Sehen Sie Ihn klar oder verschwommen?

Hören Sie genau auf ein Geräusch im Raum. Hat es einen vollen Klang oder klingt es blechern? Hören Sie mit beiden Ohren gleich?

Heben Sie Ihren Arm um 30 Grad vor Ihrem Körper an. Fällt Ihnen das leicht oder schwer?

Halten Sie Ihren Arm für 30 Sekunden in dieser Position. Fällt Ihnen das leicht oder schwer?

Notieren Sie sich schnell, was Sie empfinden. Das sind die interessantesten Reaktionen Ihres Körpers auf die Vorstellung einer entspannten Situation.

Bestandsaufnahme: Wie agiert und reagiert mein Körper unter Stress?
Stellen Sie sich jetzt eine Herausforderung oder eine Stresssituation vor. Wiederholen Sie das *Noticing* und vergleichen Sie die Ergebnisse mit Ihren Wahrnehmungen aus der entspannten Situation.

Wie Sie Ihren Fortschritt messen können

Stellen Sie sich bequem hin und denken Sie an eine Stresssituation. Registrieren Sie ganz objektiv, was Ihr Körper tut.

Nehmen Sie Ihre Körperhaltung im Bezug zum Boden wahr. (Stehen Sie aufrecht, schwanken Sie nach vorne, nach hinten oder nach einer Seite?)

Nehmen Sie jede Art von Spannung, Schmerz oder Schwäche in Ihrem Körper wahr und wo sie sich befindet. (Beine, Rücken, Schultern, Nacken, Magen, Brust, Hals, Kiefer)

Nehmen Sie Ihren emotionalen Zustand wahr. Wie fühlen Sie sich? (Aufgeregt, traurig, angespannt, angeregt, in sich gekehrt usw.?)

Nehmen Sie Ihren geistigen Zustand wahr. Können Sie klar denken oder sind Sie verwirrt?

Schauen Sie auf einen Gegenstand vor Ihnen. Sehen Sie ihn klar oder verschwommen?

Hören Sie auf ein Geräusch im Raum. Hat es einen vollen Klang oder klingt es blechern? Hören Sie mit beiden Ohren gleich?

Heben Sie Ihren Arm um 30 Grad vor Ihrem Körper. Fällt Ihnen das leicht oder schwer?

Halten Sie Ihren Arm für 30 Sekunden in dieser Position. Fällt Ihnen das leicht oder schwer?

Nehmen Sie die Unterschiede zwischen Ihren körperlichen Reaktionen auf die entspannte Situation und auf die Stresssituation wahr. Schreiben Sie die wichtigsten Unterschiede auf.

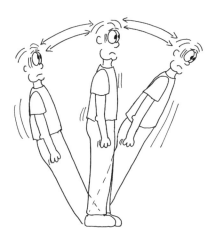

Können Sie fest stehen, während Sie an Ihren Stressor denken? Wenn Ihnen jemand einen sanften Schubs vorwärts, nach hinten, nach links oder nach rechts geben würde, würden Sie sich dabei sicher oder wackelig fühlen? Probieren Sie es aus!

Ihr persönliches Gehirnorganisationsprofil

Wie agieren und reagieren Sie ganz persönlich? Jeder von uns hat eine dominante Hand: Wir sind entweder Rechts- oder Linkshänder. Haben Sie schon bemerkt, dass wir auch einen dominanten Fuß, ein dominantes Auge, Ohr und eine dominante Gehirnhälfte haben? Unter Stress kehren wir zu unserem ganz persönlichen „Unterlassungsmuster" zurück; im *Brain-Gym®* spricht man in diesem Zusammenhang von einem persönlichen Gehirnorganisationsprofil. Das Erkunden dieses Profils ist eine tief greifende Möglichkeit zum Erkennen von Energieblockaden und von Stressreaktionen unseres Gehirns und unserer Sinne.

Es ist sehr aufschlussreich, unser Gehirnorganisationsprofil aufzuzeichnen. Es erklärt bis zu einem gewissen Grad, warum wir unser Leben bis heute auf eine ganz bestimmte Art, mit ganz bestimmten Stärken und Schwächen, gelebt haben. Dieses Muster gehört der Vergangenheit an, sobald wir es erkannt und mit den Integrationsübungen aus diesem Buch begonnen haben. Machen Sie den Dominanz-Schnelltest auf der nächsten Seite! Sie werden Spaß daran haben, Ihr Dominanzmuster zu erkennen. Ihr exaktes Gehirndominanzprofil muss mit Hilfe des Muskeltests erstellt werden. Sollten Sie daran interessiert sein, suchen Sie einen qualifizierten *Brain-Gym*-Anwender auf oder belegen Sie einen entsprechenden Kurs. Die Übungen in diesem Buch können zur Integration von Gehirn und Körper beitragen und die Funktion Ihrer nichtdominanten Gehirnhälfte und Ihrer Sinnesorgane verbessern.

In Ihrem Buch *Mit Auge und Ohr, mit Hand und Fuß* analysiert Dr. Carla Hannaford auf der Grundlage des Werkes von Dr. Paul Dennison, dem Begründer von *Brain-Gym®*, 32 verschiedene Dominanzprofile mit ihren Unterprofilen. Für unsere Zwecke genügt es zu wissen, dass ein Mischprofil (jede beliebige Kombination von Hand-, Augen- und Ohrdominanz, gekoppelt mit den verschiedenen Gehirnhälften) zu Lernschwierigkeiten führen kann, wenn die Kommunikation beider Gehirnhälften nicht gewährleistet ist. Informationen können nicht reibungslos weitergegeben werden und sind auch nicht der gleichen Hemisphäre zugeordnet; dieser Zusammenhang

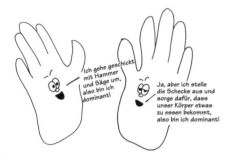

Unsere Dominanz kann sich je nach Aufgabe und Verfassung verändern.

wird klarer, wenn Sie im Buch weiter vorangekommen sein werden. Wenn zum Beispiel ein dominantes „Logikauge" seine akustischen Informationen von einem dominanten „Gestaltohr" erhält, kann das so sein, als schaue man sich einen Film in einer fremden Sprache (ohne Untertitel) an, und dies kann zu Lernstörungen führen. Auch andere Kombinationen haben ihre Stärken und Schwächen.

Die nachfolgende Übung hat den Zweck Sie zu ermuntern, die Integrationsübungen in diesem Buch zu machen. Sie erhalten dadurch Zugang zu dem vernetzten Wissenspotenzial Ihres *gesamten* Gehirns und aller Sinne, während Sie in der Vergangenheit auf *eine bestimmte* und vielleicht eingeschränkte Art der Wahrnehmung und des Ausdrucks festgelegt waren.

Bestandsaufnahme: Gehirndominanz-Schnelltest
Sollten Ihnen einige der hier verwendeten Ausdrücke unbekannt sein, kümmern Sie sich nicht darum; sie werden in späteren Kapiteln erklärt.

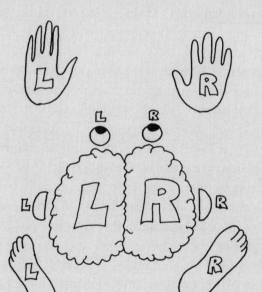

Markieren Sie Ihre dominanten Sinne und Körperteile farbig!

1. **Hand:** a) Mit welcher Hand werfen Sie einen Ball? (Grobmotorik)
   ❑ Links ❑ Rechts (Malen Sie die entsprechende Gehirnhälfte aus und schreiben Sie „grob" hinein.)
   b) Mit welcher Hand schreiben Sie? (Feinmotorik)
   ❑ Links ❑ Rechts (Malen Sie auch diese Gehirnhälfte an und schreiben Sie „fein" hinein.)
2. **Fuß:** Schauen Sie einen Ball an und bewegen Sie (ohne nachzudenken) einen Fuß, als ob Sie schießen wollten. Welchen Fuß haben Sie bewegt? ❑ Links ❑ Rechts (Bitte markieren)
3. **Auge:** Strecken Sie Ihre Arme vor Ihrem Körper aus und bringen Sie Ihre Hände so zusammen, dass Sie zwischen Ihren Fingern ein Dreieck haben, durch das Sie hindurchsehen können. Fixieren Sie durch dieses Dreieck einen Gegenstand abwechselnd mit dem rechten und dem linken Auge. Das andere Auge bleibt geschlossen. Welches Auge hält den fixierten Gegenstand an seinem Platz (dominantes Auge), welches Auge verschiebt das Bild (nichtdominantes Auge)? ❑ Links ❑ Rechts (Bitte markieren)
4. **Ohr:** Halten Sie ein Blatt Papier mit beiden Händen vor sich und stellen Sie sich vor, das Papier wäre eine Wand (Sie können sich auch vor einer richtigen Wand aufstellen), hinter der etwas Interessantes vor sich geht. Legen Sie ein Ohr an die „Wand", um zu lauschen. Welches Ohr haben Sie der „Wand" zugewandt? Dieses ist Ihr dominantes Ohr. ❑ Links ❑ Rechts (Bitte markieren)
5. Ihre **dominante Gehirnhälfte** finden Sie über *Noticing* am leichtesten heraus, indem Sie sich zunächst wieder bequem hinstellen. Verlagern Sie dann Ihr Gewicht ohne nachzudenken auf *ein* Bein. Ihre dominante Gehirnhälfte ist mit großer Wahrscheinlichkeit die, die dem belasteten Bein gegenüber liegt. ❑ Links ❑ Rechts (Bitte markieren)
6. Über das *Noticing* kann man nicht mit letzter Sicherheit herausfinden, welche Gehirnhälfte Ihre **Logik**- (für Details zuständig) und welche Ihre **Gestalthemisphäre** ist (für das Gesamtbild zuständig). Dies können Sie annähernd dadurch einzuschätzen versuchen, dass Sie sich

Ihr persönliches Gehirnorganisationsprofil

überlegen, was Sie am liebsten tun würden, wenn Sie drei Stunden Zeit zu Ihrer freien Verfügung hätten. Würden Sie dann ein Buch lesen, ein Kreuzworträtsel lösen, den Familienstammbaum verfolgen (eher logikorientiert) oder würden Sie lieber Sport treiben, ein Bild malen oder in einer Band Musik machen (eher gestaltorientiert)? Überlegen Sie sich außerdem, ob Sie gerne Sachverhalte analysieren oder über bestimmte Themen schreiben oder sprechen (logikorientiert) oder ob Sie anstatt zu formulieren lieber die Gesamtsituation einschätzen, dabei intensiv Ihre Gefühle erleben und das Bedürfnis haben, sich zu bewegen (eher gestaltorientiert). Diese Funktion wäre dann der Gehirnhälfte zuzuordnen, die dem belasteten Bein (siehe unter Punkt 5) gegenüber liegt.

Meine dominante Gehirnhälfte ist wahrscheinlich
❏ Logik ❏ Gestalt

Was ich an meinem Grunddominanzprofil besonders interessant finde: ...

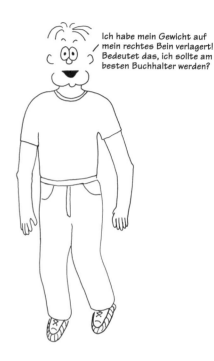

Die Art und Weise, wie Sie sich hinstellen, sagt eine Menge über Ihre dominante Gehirnhälfte aus.

Unser Thema nimmt nun konkretere Formen an. Sie haben inzwischen einige Gebiete herausgefunden, in denen Sie sich positive Veränderungen wünschen. Sie haben beobachtet, wie Ihr Körper auf Stress reagiert, und wissen, wie sich Ihre Verhaltensmuster verändern können. Sie haben einige Energieblockaden gelöst. Bevor wir weitermachen, wollen wir das in die Tat umsetzen, von dem wir hier sprechen, und mit der Integration des Organismus beginnen.

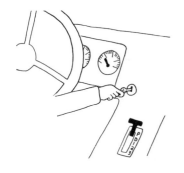

Starten Sie Ihren Motor mit den *Schnellen Sechs*!

In einem anderen Abschnitt dieses Buches haben Sie an sich selbst beobachtet, wie sich Ihr „Organisationszustand" von einem Moment zum nächsten veränderte, wenn Sie an eine Herausforderung oder eine Stresssituation dachten. Als Nächstes können Sie hier aus erster Hand erfahren, wie leicht, schnell und effektiv die Neustrukturierung sein kann, wenn Sie die *Schnellen Sechs* verwenden. Diese Übungen werden in späteren Kapiteln noch genauer erklärt. Sie sollen hier aber bereits die Erfahrung machen, wie schnell man eine Verbesserung erreichen kann.

Die *Schnellen Sechs* stellen ein ausgeglichenes, ruhiges Energieniveau her, die Grundlage überhaupt für Veränderungen sowie für optimales Lernen und Handeln. Betrachten Sie die *Schnellen Sechs* als „erste Hilfe" für alle Situationen, in denen Sie in negative Energie- oder Verhaltensmuster abzugleiten drohen.

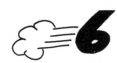

Die *Schnellen Sechs*

1. Wasser trinken (Seite 63)

Wasser ist für die Gesundheit in vielerlei Hinsicht von grundlegender Bedeutung. Hinsichtlich der Kommunikation zwischen Körper und Gehirn ist Wasser das Medium für die optimale Nachrichtenübermittlung innerhalb des gesamten Organismus. Es verleiht Energie, verbessert die Konzentrationsfähigkeit und die intellektuellen Fähigkeiten.

- Liegen keine ärztlichen Beschränkungen vor, brauchen Sie pro Tag pro zehn Kilogramm Körpergewicht 250 Milliliter Wasser.
- Außerdem: Ein Glas Wasser pro Tasse Kaffee oder pro koffeinhaltigem Erfrischungsgetränk.
- Außerdem: Zwei Gläser Wasser pro alkoholischem Getränk.

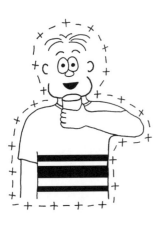

Wasser trinken

2. Den Energiestrom einschalten (Seite 64)

Dies ist ein wichtiger elektromagnetischer Schnellstart, der Störungen im Nachrichtenübermittlungssystem Ihres Körpers

ausgleicht. Legen Sie dazu die Fingerspitzen einer Hand um Ihren Nabel. Gleichzeitig:
- Massieren Sie die zwei Vertiefungen unterhalb Ihrer Schlüsselbeine, rechts und links des Brustbeins.
- Massieren Sie die beiden Punkte oberhalb der Oberlippe und unterhalb der Unterlippe.

3. Die Überkreuzbahnung (Seite 114)
Diese Überkreuzbahnung ermöglicht es dem Gehirn, zwischen den beiden Hemisphären hin- und herzuwechseln, sie integriert zu benutzen, anstatt nur auf eine Hemisphäre zuzugreifen. Machen Sie diese Übung, wenn es Ihnen schwer fällt, zu denken und gleichzeitig zu handeln.
- Machen Sie einige Überkreuzbewegungen, indem Sie einen Arm und das gegenüber liegende Bein langsam und bewusst gleichzeitig anheben und mit der Hand oder dem Ellbogen das (gegenüber liegende) Knie berühren – anschließend das Gleiche mit dem anderen Arm und dem anderen Bein.
- Wechseln Sie dann zu „einseitigen" Bewegungen (Arm und Bein auf der gleichen Körperseite anheben, wie bei einer Marionette) und führen Sie diese auch langsam und bewusst aus.
- Wechseln Sie zwischen diesen beiden Bewegungsmustern sechs- oder siebenmal ab.
- Schließen Sie immer mit der Überkreuzbewegung ab.

4. Die Cook-Übung (Seite 66)
Teil 1: Legen Sie Ihren linken Fußknöchel auf Ihr rechtes Knie. Umfassen Sie Ihren linken Fußknöchel mit Ihrer rechten Hand. Legen Sie Ihre linke Hand um den Ballen des linken Fußes. Berühren Sie mit Ihrer Zungenspitze die Stelle am Gaumen direkt hinter den Schneidezähnen und atmen Sie tief. Wenn Sie sich entspannt fühlen, gehen Sie zu Teil 2 der Übung.

Teil 2: Lassen Sie Ihre Zunge am Gaumen und stellen Sie Ihre Beine nebeneinander auf den Boden. Führen Sie die Fingerspitzen beider Hände sanft zusammen und atmen Sie tief. Verweilen Sie ungefähr eine oder zwei Minuten in dieser Position, bis Sie sich ruhig fühlen.

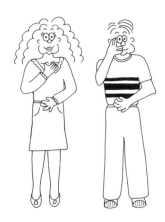

Den Energiestrom einschalten

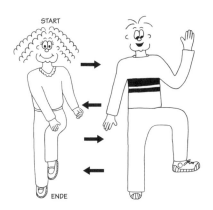

Überkreuzbahnung

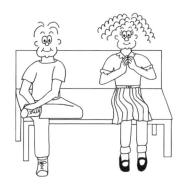

Cook-Übung

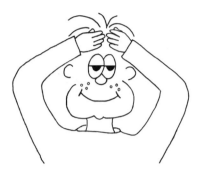

Die Positiven Punkte

5. Die *Positiven Punkte* (Seite 93)

Sooft Sie unter Druck stehen, sich verletzt oder schockiert fühlen, „entspannen" Sie die Situation, indem Sie Ihre Positiven Punkte halten. Legen Sie Ihre Fingerspitzen auf Ihre Stirn, oberhalb der Augenbrauen. Bleiben Sie in dieser Position, während Sie Ihr Problem überdenken oder es laut formulieren. Das Halten der Positiven Punkte bringt Blut und Wärme in Ihr Vorderhirn und sorgt so für eine bessere Integration.

- Halten Sie Ihre Stirn sanft mit Ihren Fingerspitzen und mit einem leichten, aufwärts gerichteten Druck.
- Gehen Sie Ihre störenden Gedanken oder Stressfaktoren einfach noch mal durch.

So einfach ist das!

6. „Scharf-sinnig" werden

Diese Punkte sind für die Feinabstimmung des Sehens und Hörens zuständig.

Augen: Schalten Sie Ihre Augen an, indem Sie Ihre „Augenpunkte" reiben. Sie befinden sich am Hinterkopf, rechts und links der Wirbelsäule, oberhalb der Schädelknochennaht (etwa in Höhe der Ohrenoberkante) in einer kleinen Mulde. Sanftes Reiben dieser Punkte stimuliert das Sehzentrum im Gehirn. (Seite 133)

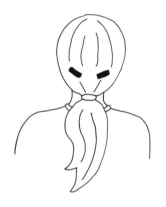

Die Augenpunkte

Ohren: Gönnen Sie Ihren Ohren eine sanfte Massage und „entfalten" Sie dabei auch Ihre Ohrenränder. Sie werden feststellen, dass Klänge deutlicher und klarer werden und Ihre Aufmerksamkeit sich erhöht. Bei dieser Übung massieren Sie viele Akupunkturpunkte, die Ihren ganzen Körper stimulieren. (Seite 139)

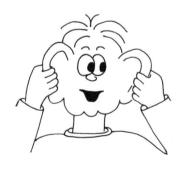

Die Ohren ausfalten

Bevor wir dieses Kapitel abschließen, blättern Sie schnell noch einmal auf die Seite 34 zurück und wiederholen Sie das *Noticing* für eine Stresssituation: Haben sich Ihre Reaktionen schon zum Besseren verändert? Damit haben Sie bereits den ersten Schritt hin zu mehr Selbstkontrolle geschafft. In den folgenden Kapiteln werden Sie noch mehr solcher Techniken kennen lernen. Es ist wichtig, die positiven Veränderungen durch bewusstes *Noticing* zu ankern, damit das Gehirn Ihr höheres Integrations- und Funktionsniveau auch tatsächlich registriert.

Kapitel 3

Die Hindernisse erkennen

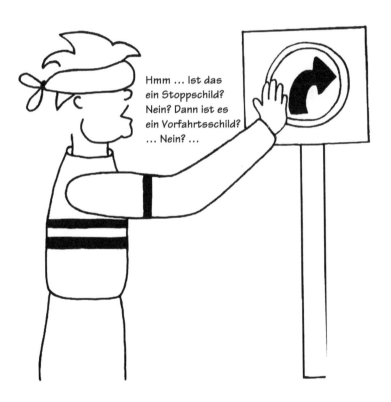

»Stress kommt vermindertem Bewusstsein gleich! Wir Menschen machen den großen Fehler zu glauben, dass wir uns unter bewusster Kontrolle haben, nur weil wir noch bei Bewusstsein sind. Das ist aber nicht der Fall; unter Stress verfallen wir mit wackeligen Knien in die Nachahmung unserer gelernten Reaktionen, die auf negativen Emotionen gründen. Unter Stress werden unsere Grenzen drastisch enger. ... Der schlechteste Weg, mit Stressoren umzugehen, ist zu leugnen, dass es sie gibt.«

Gordon Stokes und Daniel Whiteside (in: *Tools of the Trade*, S. 66)

Eine genauere Betrachtung des Phänomens Stress

In der Einleitung zu diesem Buch konnten Sie erleben, wie sich Stress auf den aktuellen Zustand Ihres Organismus auswirkt. Mit Hilfe der Schnellen Sechs haben Sie die Erfahrung gemacht, wie leicht effektives Stressmanagement sein kann. Die nächsten Schritte auf dem Weg zur vollständigen Auflösung Ihrer Energie- und Lernblockaden werden sein,
a) Ihnen ein tiefer gehendes Verständnis davon zu vermitteln, was Stress eigentlich ist;
b) Ihnen einen Einblick in die physiologischen Auswirkungen von Stress zu geben;
c) Ihnen die Gelegenheit zu geben, Ihre persönlichen Hindernisse (innere und äußere Stressoren) zu erkennen;
d) Ihnen verschiedene Möglichkeiten an die Hand zu geben, diese Hindernisse sofort zu beseitigen.

Was ist Stress?

In unserer Welt ist die Veränderung das einzig Beständige, und alles – sei es positiv oder negativ –, worauf der Körper Energie (zur Anpassung) verwenden muss, ist Stress. Theoretisch ist alles, was uns auch nur im Geringsten berührt und was von uns das Verarbeiten neuer Informationen verlangt – sei es das Berühren einer Kinderhand oder ein Autounfall –, ein Stressor. Eine Hochzeit oder ein Lottogewinn können genauso viel Stress bedeuten (wenn auch viel angenehmeren) wie eine Kündigung oder eine Scheidung. Vergessen Sie nicht, dass unser emotionaler Filter, durch den wir ein Ereignis wahrnehmen, das Ereignis mit den Etiketten „gut", „schlecht" oder „gleichgültig/neutral" versieht und den Grad seiner Bedeutung bestimmt.

Stress an sich ist also nicht das Problem. *Tatsächlich ist die Stimulation der Sinnesorgane für uns durchaus positiv,* denn dadurch lernen wir und bauen Nervenverbindungen im Gehirn und im ganzen Körper auf. Positiver Stress wurde von Dr. Hans Selye, dem Begründer der modernen Stresstheorie, als *Eustress* bezeichnet.

Schlecht für unseren Organismus ist der so genannte *Distress,* negativer Stress, der, wenn er nicht aufgelöst wird, über

Wenn Sie keinen Stress haben, dann sind Sie entweder tot oder Sie liegen in einem „Isolationstank".

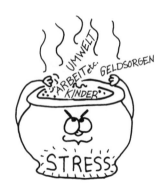

Der gesamte Stress sammelt sich in einem Topf; deshalb sollten Sie nicht nur an den großen Stressoren arbeiten, sondern auch die vielen kleinen beseitigen!

Welcher Tropfen wird den Topf zum Überlaufen bringen?

kurz oder lang zu „Kurzschlüssen" in der normalen, elektromagnetischen Nachrichtenübermittlung unseres Körpers führt. Distress entsteht, wenn wir nicht über angemessene Techniken verfügen, mit denen wir die Stressoren (Hindernisse) des täglichen Lebens bewältigen können.

Stressauslöser
Stress ist nicht einfach nur ein *emotionales* Phänomen (verliebt oder geschieden, Ängste, Traumata aus der Vergangenheit, ein neuer Job, andere einschneidende Veränderungen im Leben, seien sie positiv oder negativ). Stress findet auch auf der körperlichen, strukturellen Ebene statt (ein Unfall oder das „Ohne-Schmerz-kein-Erfolg"-Syndrom oder eine Sportverletzung). Es begegnen uns täglich *biochemische* Stressoren (Kaffee, Zucker in jeder Form, Pflanzenschutzmittel auf unseren Lebensmitteln usw.), *Umweltstressoren* (Mikrowellen, künstliches Licht, Umweltgifte usw.) und *Verhaltensstressoren* (nicht genug Schlaf, Problemverdrängung, Perfektionismus usw.).

„Ein bisschen gestresst" ist genauso unmöglich wie „ein bisschen schwanger"
So etwas wie einen „kleinen" Stressor gibt es nicht. Alle Stressoren werden in einem großen Topf gesammelt und greifen die Energiereserven unseres Körpers an, oder anders formuliert, unser Stresspotenzial baut sich auf. Es lohnt sich deshalb durchaus, nicht nur die großen, sondern auch die kleinen Themen des Lebens zu bewältigen. Vergessen Sie nicht, dass es immer der *letzte* Tropfen ist, der das Fass zum Überlaufen bringt, der eine Funktionsstörung oder eine Krankheit auslöst.

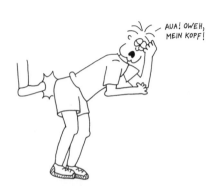

Ein Tritt in den Hintern kann Schmerzen im Kopf verursachen
Menschen sind keine Maschinen; wir sind geistige, emotionale, seelische sowie biochemische und physische Geschöpfe. Eine Belastung in einem dieser Bereiche wirkt sich auf das Gleichgewicht des Ganzen aus. Wenn an einer Stelle ein Ungleichgewicht erkennbar wird, heißt das nicht, dass dort auch der Stressauslöser zu finden ist (Ursache – Wirkung). Sie haben Ihre Rückenschmerzen (strukturelles/körperliches Symptom) nicht unbedingt davon, dass Sie eine Kiste falsch hoch gehoben

Stressfaktoren erkennen

Welches sind die hauptsächlichen Stressfaktoren in Ihrem Leben?

Biochemische Stressfaktoren:
- ❏ Unzureichende Wasseraufnahme
- ❏ Wenig abwechslungsreiche Ernährung
- ❏ Ernährungsbedingte Mangelerscheinungen
- ❏ Allergien und Überempfindlichkeiten
- ❏ Belastung durch giftige Schwermetalle
- ❏ Aufnahme unreinen Wassers oder unsauberer Luft
- ❏ Spritzmittel aus der Landwirtschaft
- ❏ Biochemische Fehler in den Erbanlagen

Emotionale Stressfaktoren:
- ❏ Früheres emotionales Trauma
- ❏ Gegenwarts- und zukunftsbezogene Sorgen und Ängste
- ❏ Befürchtungen und Phobien
- ❏ Mangel an spirituellem Bewusstsein oder religiösem Glauben
- ❏ Angst vor Versagen oder Erfolg
- ❏ Programmierungen aus der Vergangenheit

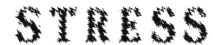

Umweltbedingte Stressfaktoren:
- ❏ Empfindlichkeit gegenüber fluoreszierender Beleuchtung
- ❏ Empfindlichkeit oder Allergie gegen bestimmte Farben
- ❏ Lärmempfindlichkeit
- ❏ Strahlung und Elektrosmog (Wirkungen einzelner Quellen sind kaum wahrnehmbar und bleiben daher oft unerkannt, summieren sich aber.)

Verhaltensmäßige Stressfaktoren:
- ❏ Unangemessenes Schlaf- und Ruheverhalten
- ❏ Regelmäßige Einnahme von Medikamenten
- ❏ Drogenkonsum „nur zum Vergnügen"
- ❏ Gestörte familiäre Verhältnisse
- ❏ Perfektionismus
- ❏ Aufgaben vor sich herschieben
- ❏ Arbeitssucht (Workoholismus)
- ❏ Mangel an Zeiteinteilung und Organisationsgeschick

Körperliche Stressfaktoren:
- ❏ Stress im Muskel- und Knochensystem
- ❏ Körperliches Trauma, z.B. Schleudertrauma
- ❏ Ungeeignetes Training
- ❏ Übermäßiges Training
- ❏ Haltungsschwäche
- ❏ Arbeitsplatz nicht körpergerecht gestaltet
- ❏ Flaches Atmen

(Quelle: Dr. Wayne Topping)

haben (struktureller Stressor), sondern weil Sie einen Konflikt mit Ihrem Partner haben (emotionaler Stress) und Ihr Rücken Ihre Schwachstelle ist. Manche Menschen essen vielleicht Nahrungsmittel, die für den Körper biochemische Stressoren sind, und wundern sich, warum sie zu Depressionen neigen. Jemand, der gerade einen Autounfall unversehrt überlebt hat, reagiert vielleicht mit einem allergischen Anfall (biochemisches Symptom) ...

Keine Medizin der Welt kann uns auf die Dauer von unseren verschiedenen körperlichen, geistigen und emotionalen Symptomen befreien, solange wir nicht auch die grundlegenden (oft scheinbar nicht im Zusammenhang stehenden) Stressoren finden und auflösen. Denken Sie einmal ganz genau über Ihr „schwächstes" Glied nach, über Ihre immer wiederkehrenden physischen oder psychischen Symptome (Allergie, Depression, Rückenschmerzen, Magenprobleme usw.), und bedenken Sie, dass ein Zusammentreffen aller Stressoren dieses Symptom hervorgerufen hat. Um eine dauerhafte Besserung zu erreichen, müssen Sie „hinter die Kulissen" schauen; nur damit können Sie Gleichgewicht und Wohlbefinden für Ihren gesamten Organismus wiederherstellen.

Die Skala des Wohlbefindens

Betrachten Sie Wohlbefinden als eine ununterbrochene Abfolge von Stimmungen und Befindlichkeiten auf einer Skala. Bei 0 Prozent sind Sie tot und bei 100 Prozent platzen Sie vor Energie und haben einen schier unbegrenzten Vorrat an Anpassungsfähigkeit, um mit Ihrem Stress umzugehen. Wir alle liegen irgendwo dazwischen, aber erst wenn wir unter 50 Prozent absinken, zeigen sich Symptome von Krankheiten. Sie können morgens aufwachen und sich großartig fühlen ohne zu wissen, dass Sie in Wahrheit nur eine schlaflose Nacht, zwei Tassen Kaffee oder ein unerwartetes Ereignis von der sichtbaren Konsequenz eines Ungleichgewichts, nämlich von einem geistigen, körperlichen oder emotionalen Symptom, entfernt sind.

Manchen Theorien behaupten, dies sei der Alterungsprozess. Wenn wir unter die 50-Prozent-Marke kommen, greifen wir unseren Grundstock an nicht wieder auffüllbarer Anpassungsenergie an, bis dieser aufgebraucht ist und wir sterben.

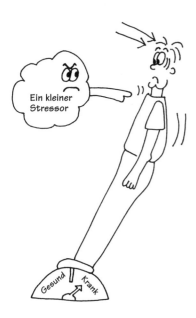

Ein kleiner Stressor kann Sie aus dem Gleichgewicht bringen und mentale, physische oder emotionale Symptome auslösen.

Bei gleichen genetischen Voraussetzungen müsste man also geistige, emotionale und körperliche Probleme ebenso wie das Altern durch das Erlernen von Anpassungstechniken kontrollieren können, die unseren „Stress-Abwehrschild" erhalten und unseren Energiegrundstock auffüllen. Mit den Übungen aus diesem Buch gelingt das spielerisch.

Die optimale Lebensenergie aufrechtzuerhalten und den Einzelnen deutlich über die 50-Prozent-Marke für das Wohlbefinden zu bringen, dies sind die zentralen Anliegen des ganzheitlichen Ansatzes. Bisher konzentrierte sich die westliche Medizin auf das Behandeln von Symptomen, die bei Unterschreiten der 50-Prozent-Marke auftraten. Diejenigen von uns, die im komplementärmedizinischen Bereich tätig sind, sehen mit Genugtuung, dass sich die allgemeine wie auch die medizinische Wahrnehmung verändert und die Notwendigkeit der Eigenverantwortung und eine Umgestaltung der Lebensgewohnheiten zur Förderung eines ganzheitlichen Wohlbefindens erkannt werden. Dies ist auch das Anliegen dieses Buches.

Was passiert bei Stress?

Das *Noticing* auf Seite 34 hat Ihnen gezeigt, wie Ihr Körper auf Stress reagiert. Um die klassischen Stressreaktionen zu verstehen, müssen wir die Verbindung zu Gesundheit und Wohlbefinden herstellen. Bei unangemessener Stressbewältigung können schwer wiegende Lernstörungen sowie emotionale und gesundheitliche Probleme auftreten. Die uns angeborene „Kampf-oder-Flucht"-Reaktion auf Stress hilft uns hervorragend in dem Moment, in dem wir körperlich angegriffen werden. Das ist auch sinnvoll. Wir haben uns ein Reaktionsmuster für lebensbedrohliche Situationen (Alarmstadium) und für die Auflösung dieses Stresses eingeprägt, mit dem wir das Gleichgewicht in unserem Organismus wiederherstellen können (Reaktionsstadium). Diese Stressreaktionen nützen uns aber nicht, wenn wir uns mit einer schwierigen Situation auseinander setzen müssen, auf die wir nicht aktiv reagieren können.

Wenn wir aktiv auf einen Stressor oder eine Stresssituation reagieren, den Stress abbauen und unseren Organismus wieder ins Gleichgewicht bringen können, werden langfristig keine

Neue Ideen und bewusste Entscheidungen (eine Vorderhirnaktivität) sind unmöglich, solange wir in den reaktiven Überlebensmustern des Hinterhirns gefangen sind.

negativen Auswirkungen auf die Gesundheit auftreten. Oft handeln wir jedoch nicht, weil wir uns des Stressors nicht bewusst sind oder weil wir nicht wissen, wie wir damit umgehen sollen. Der Stressor bleibt in unserem „Stresstopf" und verbraucht wertvolle, nicht ersetzbare Anpassungsenergie; dies führt letztendlich zum Erschöpfungsstadium, in dem dann Krankheitssymptome auftreten.

Wir wollen nun Ihre Beobachtungen von Seite 34–35 mit den klassischen Symptomen der Stressreaktion vergleichen. Denken Sie daran, dass es hier kein Richtig oder Falsch gibt, nur das, was Sie bemerkt haben. Unser Körper zeigt uns immer auch nach außen, was im Inneren vorgeht.

1. „Oh mein Gott, ein Säbelzahntiger!"

Wie bereits erwähnt hat sich die Gattung Mensch die klassische Stressreaktion als Überlebenstaktik eingeprägt. Stellen Sie sich vor, einer unserer Vorfahren tritt vor seine Höhle und steht einem Säbelzahntiger gegenüber. Mit dem ersten Schock beginnt:

Das Alarmstadium: Sofort wird Blut aus dem Vorderhirn in die hinteren Überlebenszentren des Gehirns abgezogen, in denen über Kampf oder Flucht entschieden wird. Das ist sinnvoll, denn Conan, der Höhlenmensch, musste sofort reagieren und kämpfen oder fliehen, um zu überleben; er hatte keine Zeit, sich über Alternativen Gedanken zu machen (eine Aktivität des Vorderhirns). Auch aus dem Verdauungsapparat wird Blut abgezogen und den großen Skelettmuskeln für maximale Leistung zur Verfügung gestellt. Auch das ist sinnvoll, denn was nützt eine gute Verdauung, wenn Sie kurz darauf tot sind? Wir kennen auch heute Beispiele von zierlichen, „schwachen" Frauen, die ein Auto hochheben konnten, um ein verletztes Kind zu retten – ein Kraftakt, der ohne den mit Stress einhergehenden Adrenalinstoß undenkbar wäre.

Bevor wir uns wieder unseren Vorfahren zuwenden, wollen wir die klassischen Stressreaktionen dazu heranziehen, um Ihre eigenen Beobachtungen zu interpretieren. Gehen Sie für einen Moment zurück zu Ihrem *Noticing*. Im Folgenden erhalten Sie genauere Informationen darüber, wie Ihr Körper physiologisch auf das Anfangsstadium des Stresses reagiert. Was haben Sie an sich selbst beobachtet?

Stadien der klassischen Stressreaktion

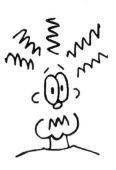

Alarmstadium: Blut fließt sofort von den Stirnlappen in die Überlebenszentren des Hinterhirns.

Haben Sie sich anders gefühlt? Schwankte Ihr Körper vor oder zurück, nach links oder nach rechts? Dieses Schwanken kann ebenso wie ein Gefühl höchster Alarmbereitschaft oder übermäßiger Entspannung darauf hindeuten, dass Sie über- oder unterfokussiert sind.

Hatten Sie Schmerzen in den Beinen, im Rücken, in Schultern, Nacken oder Kiefer? Wenn wir uns auf die Kampf-oder-Flucht-Reaktion vorbereiten, versteifen sich unsere Muskeln, damit wir den Angreifer bekämpfen oder fliehen können. Wenn wir jedoch nicht die Möglichkeit haben, angemessen zu reagieren, können genau diese angespannten Muskeln zu den chronischen Schmerzen oder Kopfschmerzen führen, die häufig mit Stress einhergehen.

Hatten Sie einen Knoten im Magen-Darm-Trakt? Verdauungsstörungen treten auf, wenn das Blut aus dem Verdauungsapparat abgezogen und durch das Adrenalin höchste Alarmbereitschaft signalisiert wird.

War Ihr Herzschlag anders? Hatten Sie ein Spannungsgefühl in der Brust? Haben Sie die Luft angehalten oder schneller geatmet? Unter Stress braucht das Gehirn mehr Sauerstoff, sodass Herz und Lunge doppelt so schnell arbeiten wie normal. Unter Schock vergessen wir das Atmen manchmal ganz und fühlen uns verwirrt.

Haben Sie anders gesehen als normal? Ihre Pupillen erweitern sich, damit Sie auch am Rand Ihres Blickfeldes mögliche Angreifer besser und früher wahrnehmen können. Wenn Sie allerdings unter Stress stehen, weil Sie für eine Prüfung lernen müssen, und alles ohne Konzentration und Verständnis lesen, ist dieses Verhalten nicht sehr nützlich.

Waren Ihr Gehör und Ihre akustische Wahrnehmung anders? Wenn wir uns nicht sicher fühlen, filtern wir die Geräusche nicht, weil wir Angst haben, einen Angreifer nicht zu hören. Die Fähigkeiten, die unseren höheren Gehirnfunktionen zugeordnet sind, nämlich Konzentration und logisches Denken, werden dadurch behindert.

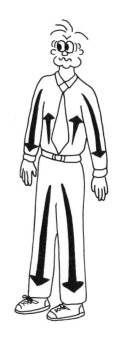

Alarmstadium: Blut und Energie werden nicht nur aus dem Vorderhirn in die Überlebenszentren des Hinterhirns, sondern auch aus dem Verdauungsapparat in die Arme und Beine gebracht, zur Vorbereitung der Kampf-oder-Flucht-Reaktion.

Weitere physiologische Reaktionen, die unser Wohlbefinden beeinflussen

Der Körper setzt Glukose frei, zu deren Verarbeitung Insulin aus der Bauchspeicheldrüse benötigt wird. Geschieht dies über einen längeren Zeitraum, kann sich daraus eine Diabetes entwickeln. Um mehr Energie bereitstellen zu können, schickt der Körper Cholesterin ins Blut. Die Blutgerinnung wird verstärkt – auch dies ist sinnvoll, denn wenn uns der Tiger mit seiner Klaue erwischt, werden wir nicht gleich verbluten. Langfristig führt dies allerdings zu Cholesterinablagerungen in den Blutgefäßen und zu Arteriosklerose – was das Schlaganfall- und Herzinfarktrisiko erhöht. Es werden die Stresshormone Adrenalin und Cortisol freigesetzt. Sie zerstören Gewebe, damit mehr Energie für den Überlebenskampf zur Verfügung steht (und lassen uns altern), unterdrücken das Immunsystem und reduzieren sogar unsere Lernfähigkeit und unser Gedächtnis.[1]

Das macht deutlich, dass die häufigsten Erkrankungen des 20. Jahrhunderts und sogar das Altern Auswirkungen der Stressreaktionen sind, die der Gattung Mensch eingeprägt wurden und ihr als Überlebenstaktik hervorragende Dienste leisten. Wir müssen aber auch lernen, diese immer wiederkehrenden, in vielen Situationen des modernen Lebens unangemessenen Stressreaktionen aufzulösen; nur so können wir unsere Zukunft aktiv und bewusst gestalten.

Wenden wir uns jetzt wieder unseren Vorfahren zu.

2. „Wie wär´s mit Tigerbraten zum Abendessen, Liebling?"

Reaktionsstadium: Wenn wir handeln, also mit dem Säbelzahntiger kämpfen, lösen sich die Stresshormone auf. In diesem Moment ist Conan der Sieger: Er handelt sofort, tötet den Tiger, verbraucht die Stresshormone sinnvoll und bringt eine Mahlzeit mit nach Hause.

Spaß beiseite, wir sollten Conan nicht um seinen Lebensstil beneiden: Es gab unendlich viele Gefahren, die sein Leben bedrohten, und entsprechend niedrig war auch seine Lebenserwartung und die Lebensqualität. Auf Stress musste er direkt reagieren oder er hätte nicht überlebt. In unserem modernen Leben kämpfen wir nicht gegen Tiger. Wir werden heute mit anderen Stressoren konfrontiert, auf die wir nicht sofort körper-

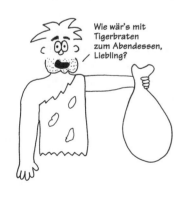

Reaktionsstadium: Wenn Sie handeln, werden die Stresshormone aufgelöst.

lich reagieren können. Wir haben es heute eher mit einem verständnislosen Chef oder einem schwierigen Familienmitglied zu tun. Kampf oder Flucht sind in diesem Zusammenhang keine angemessenen Reaktionen. Wir haben wenig Zeit, um mit den vielen Anforderungen, die an unseren Organismus gestellt werden, klarzukommen: schlechte Nachrichten im Fernsehen, Stress beim Autofahren, belastete Nahrungsmittel, Umweltverschmutzung, Stress im Job und in den zwischenmenschlichen Beziehungen. Während wir in den reaktiven Überlebensmustern des Hinterhirns gefangen sind, setzt sich der Stress fort und neue Ideen und Alternativen, die zu den Vorderhirnaktivitäten gehören, stehen uns nicht zur Verfügung. Ohne Möglichkeiten der Stressbewältigung (wie zum Beispiel körperliche Bewegung, ausreichende Ruhephasen, ausgewogene Ernährung und die Übungen aus diesem Buch) werden sich die Stresshormone weiter aufbauen, bis wir ins Erschöpfungsstadium kommen.

3. Stress, Stress und nur noch Stress

Das Erschöpfungsstadium ist erreicht, wenn die Symptome auftreten, die wir dann bereitwillig als Stress anerkennen. Der Körper erkennt, dass wir nicht kämpfen oder fliehen wollen. An diesem Punkt erreicht der Stresshormonpegel eine gefährliche Höhe und der Körper muss sich entgiften. Das Blut geht aus den großen Skelettmuskeln in die Entgiftungsorgane – Lunge, Leber, Nieren, Haut. Sie fühlen sich abgeschlagen und müssen sich hinsetzen; das bedeutet, dass Sie von einem leichten in einen ernsten Erschöpfungszustand übergehen. In dieser Situation besteht sogar die Gefahr, dass Sie das Bewusstsein verlieren. Die Ohnmacht (oft Teil des ersten Schocks, des Alarmzustands) ist eigentlich ein hervorragender Abwehrmechanismus. Mit Hilfe der Ohmacht bringt uns unser Körper aus der Stresssituation heraus, es werden keine weiteren Stresshormone gebildet und die Entgiftung kann beginnen.

Noticing: Fühlten Sie sich schwach, unausgeglichen oder kraftlos? Fiel es Ihnen schwer, Ihren Arm eine Minute lang vor sich ausgestreckt zu halten? Ein Loslassen der Muskeln und ein Gefühl von Schwäche sind klassische Anzeichen von neurologischer Verwirrung und Erschöpfung.

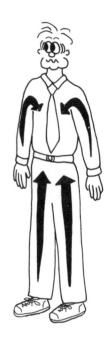

Erschöpfungsstadium: Die Energie geht in die Entsorgungsorgane: Leber, Lunge, Niere, Haut.

Anstatt unseren Körper zu verfluchen, weil er Stresssymptome zeigt, sollten wir dankbar sein, dass er uns in Gefahrensituationen bestmögliche Dienste leistet, um unser Überleben zu sichern, und dass er uns die Möglichkeit gibt, von außen festzustellen, was im Inneren unseres Organismus vorgeht.

Sie haben jetzt einen recht guten Überblick! Sie haben Ihre persönlichen Stressoren und die daraus resultierenden, nutzlosen Verhaltensmuster analysiert. Sie haben die physiologischen Stressreaktionen Ihres Körpers erfahren und kennen deren Bedeutung. Auf der Grundlage dieser Erkenntnisse wollen wir jetzt aktiv werden. Die Voraktivität zur Entfernung der Hindernisse beginnt jetzt!

Die Hindernisse überwinden

Die drei „A" des Stressmanagements:

1. **Aus dem Weg räumen:**
a) Entfernen Sie den Stressor: Räumen Sie zum Beispiel Ihren chaotischen Schreibtisch auf (oder entfernen Sie den Stressor, den Sie in Ihrem Stresstopf auf Seite 47 gefunden haben).
b) Befreien Sie sich von Ihrem Stressor: Machen Sie die Tür zu, damit Sie den Schreibtisch nicht sehen (oder suchen Sie sich einen anderen Job, wenn das der Stressor ist).
2. **Abbauen:** Bauen Sie Stressoren ab. Finden Sie ein neues Ordnungssystem für Ihren Schreibtisch (oder organisieren Sie Ihren Tagesablauf so, dass Ihnen mehr Zeit zum Aufräumen bleibt).
3. **Aufbauen:** Bauen Sie die Reaktionen Ihres Organismus neu auf, sodass bei Ihnen nicht jedes Mal die Alarmglocken schrillen, wenn Sie Ihren Schreibtisch anschauen, und Sie nicht ins Erschöpfungsstadium abgleiten. (Die Alternative: Betrachten Sie Ihren chaotischen Schreibtisch als Ausdruck Ihrer Kreativität!)

Lassen Sie uns beginnen! Mit Hilfe der nächsten Bestandsaufnahme sollen Sie Ihre ersten Ziele zum Aus-dem-Weg-Räumen, Abbauen und (Neu-) Aufbauen Ihrer Stressreaktionen genau festlegen. Bauen Sie kleine Stressoren ab, die Sie belästigen, oder verändern Sie sie. Jeder für sich allein ist unbedeutend, in der Summe wird daraus jedoch eine gewaltige Belastung, die

Die Hindernisse überwinden

Ihnen die Anpassungsenergie raubt, die Sie eigentlich zur Bewältigung der großen, unvermeidbaren Stressoren des Lebens brauchen.

Nehmen Sie alles genau unter die Lupe, was Ihre Zeit und Aufmerksamkeit in Anspruch nimmt. Unterstützt dies Ihr Leben und Ihre langfristigen Ziele? Haben Sie Freude daran? Wenn dem nicht so ist, sabotieren Sie sich damit selbst und rauben sich selbst Ihre Energie. Nehmen Sie sich ein paar Minuten Zeit und denken Sie über einige erste Schritte nach, die Ihren „Stresstopf" ein wenig leeren könnten.

Befreien Sie sich von möglichst vielen negativen Einflüssen. Verändern Sie, was Sie können. Da Sie wahrscheinlich nicht für den Rest Ihres Lebens vor den noch verbleibenden Stressoren davonlaufen und auch nicht krank werden wollen, sollten Sie sich auf Nummer 3 konzentrieren – leichte Techniken, mit denen Sie Ihre neurologischen Stressreaktionen neu strukturieren können.

Bei der nachfolgenden Selbstbeobachtungsaufgabe sollten Sie die Themen formulieren, mit denen Sie sich jetzt sofort beschäftigen wollen. Dann gehen Sie weiter und im Verlauf dieses Buches werden Sie lernen, diese Themen aus dem Weg zu räumen, Sie zu entschärfen und/oder sie neu zu strukturieren. Ihr Ziel ist, alles Unnötige zu entfernen, das Ihnen Ihre Lebensenergie abzieht, und dann ganz bewusst die Kontrolle über Ihre Reaktionen auf das in die Hand zu nehmen, was an Stressoren noch übrig bleibt. Die Techniken, die Ihnen dieses Buch vermittelt, werden Ihnen helfen, künftig in jeder Hinsicht ruhig und gelassen zu sein, bewusst und mit voller Gehirn-Körper-Integration zu handeln und zu entscheiden.

Bestandsaufnahme:
Benennen Sie jeweils mindestens zwei Stressauslöser, mit denen Sie sich beschäftigen wollen:

1. Aus dem Weg räumen:
a) Entfernen:
   Stressor 1:   Stressor 2:

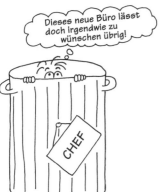

b) Sich befreien von:
   Stressor 1:   Stressor 2:

2. Abbauen (Stressoren „entschärfen"):
   Stressor 1:   Stressor 2:

3. Aufbauen (Ihre geistigen, physiologischen oder emotionalen Reaktionen auf folgende Stressoren neu strukturieren):
   Stressor 1:   Stressor 2:

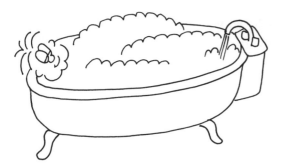

Nur einer von tausend Wegen mit Stress umzugehen.

Was Sie sonst noch tun können

Natürlich gibt es viele konventionelle Möglichkeiten der Stressbewältigung, wie zum Beispiel in einen Fitness-Club gehen, ein heißes Bad nehmen, meditieren oder tausend andere Dinge. Was Ihnen gut tut, wissen nur Sie. Es ist Ihre Entscheidung! Das Einzige, was Sie nicht tun sollten, ist nichts tun!

Unser Organismus strebt immer einen emotional ausgeglichenen Zustand an; diese Tatsache führt uns immer wieder in Versuchung, uns dieses Wohlgefühl mit Hilfe schneller, synthetischer Helfer zu sichern, etwa durch eine Pille, ein alkoholisches Getränk, den Wachmacher Koffein oder das

Aufputschmittel Zucker. Schokolade enthält zum Beispiel Phenylalanin, das die Bildung von Oxytocin veranlasst. Oxytocin ist ein Neurotransmitter und wird immer dann ausgeschüttet, wenn wir verliebt sind oder ein Kind erwarten. Kein Wunder, dass so viele von uns geradezu süchtig nach Schokolade sind!

Vergessen Sie nicht, dass diese künstlichen Substanzen unsere natürlichen, an unsere Gehirnrezeptoren gekoppelten, biochemischen „Wohlfühler" imitieren und die Fähigkeit unseres Körpers zur Herstellung unserer eigenen positiven chemischen Botenstoffe einschränkt. Wenn Sie Ihren Körper dabei unterstützen wollen, einen Zustand emotionalen, physischen und geistigen Wohlbefindens aufrechtzuerhalten, und keine medizinische Indikation vorliegt, tun Sie gut daran, folgende Empfehlungen zu befolgen: Reduzieren Sie die Stressoren in Ihrem Leben, essen Sie vernünftig, schlafen Sie ausreichend, teilen Sie sich Ihre Zeit sinnvoll ein, sorgen Sie für ausreichende Bewegung und machen Sie die Gehirn-Körper-Integrationsübungen: Diese versetzen unseren Organismus in die Lage, die für das Aufrechterhalten eines ausgeglichenen Gefühlszustands angemessenen biochemischen Botenstoffe auf natürliche Art und Weise herzustellen.[2] Der schnellste Weg dorthin ist die Auflösung negativer emotionaler Stressreaktionen, wodurch sich der aktuelle Zustand Ihres Organismus und die Ausstattung mit biochemischen Botenstoffen sofort verändern.

Ziel dieses Buches ist, Ihnen Techniken zur Neustrukturierung Ihrer Reaktionen auf aktuelle Stresssituationen an die Hand zu geben, sodass Stress Sie nicht an integriertem Lernen und Handeln hindert. Sie können damit nicht nur Energieblockaden lösen, sondern in erster Linie künftige Stressblockaden vermeiden, wenn Sie sich von jetzt an mit den Integrationsübungen „wappnen". Dadurch wird sich kein weiterer negativer Stress mehr aufbauen können. Fangen Sie hier und jetzt damit an!

Kapitel 4

Die Batterie aufladen

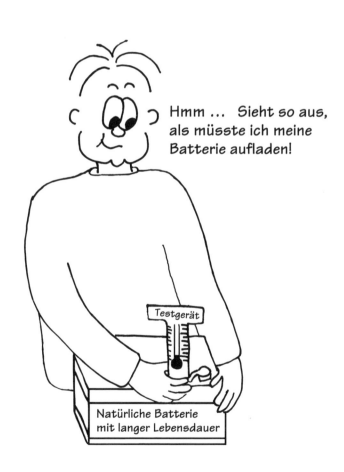

Kapitel 4: Die Batterie aufladen

»In der gleichen Weise, wie elektrische Stromkreise in einem Haus überlastet werden können, können auch die neurologischen und physiologischen Funktionskreise im Körper überfordert werden und ›abschalten‹, sodass das normale Fließen der Gehirn-Körper-Kommunikation blockiert wird. Die Notwendigkeit, den freien Fluss in den elektromagnetischen Funktionskreisen des Körpers sicherzustellen, wurde von medizinischen Autoritäten des Westens und des Ostens gleichermaßen anerkannt.«

Paul und Gail Dennison (in: *Brain-Gym®-Lehrerhandbuch*, S. 31)

Die Elektrizität des Körpers balancieren

Die westliche Welt konnte sich viele Jahre lang nicht erklären, was „Leben" eigentlich ist, und lehnte gleichzeitig die Theorie vom Körper als Energiesystem ab, weil man beim Sezieren im Körper keine sichtbaren Energiekanäle (so etwas wie Venen und Arterien) fand. In der östlichen Tradition dagegen betrachtete man die grundlegenden Funktionssysteme des Lebens immer als „energetisiert". Auch wenn dies noch nicht vollständig nachgewiesen werden konnte, so scheint die Lebensenergie doch elektromagnetischer Natur zu sein und in speziellen Energiekanälen, den Meridianen, im Körper zu fließen. Mittlerweile hat die westliche Medizin die Akupunktur und damit auch die Meridianenergie als hilfreich zur Schmerztherapie anerkannt.

Mit Hilfe moderner elektronischer, thermischer und radioaktiver Markierungsmethoden wurden die Energiemeridiane sichtbar gemacht und aufgezeichnet. Jüngste wissenschaftliche Erkenntnisse deuten darauf hin, dass in den Meridianen eine farblose, nichtzelluläre Flüssigkeit frei fließt, die aller Wahrscheinlichkeit nach vom Herzen gesteuert wird.[1] Die Forschung zeigt nun also den Weg zum Bestimmen der tatsächlichen Struktur dieser Energiekanäle.

Tatsächlich ist die Meridianenergie ein beständiger, ununterbrochener Energiefluss. Dort, wo die Meridianenergie an der Körperoberfläche fließt, können wir unmittelbar mit dieser Energie arbeiten. In der Akupunktur wurden diese leicht zugänglichen Bahnen nach den mit ihnen gekoppelten Organfunktionen benannt.

Akupunkteure benutzen bei ihrer Arbeit mit dem Meridiansystem Nadeln. Glücklicherweise können auch wir Laien mit Hilfe einfacher, sicherer Akupressurmassagen sowie durch Berühren und Halten von Meridianpunkten und durch das Nachfahren des Meridianverlaufs unsere Meridianenergie balancieren.

Meridianabfahren: Nehmen Sie sich einen Moment Zeit, um den Energiefluss eines Meridians zu erspüren. Fahren Sie dazu mit der Innenfläche Ihrer geöffneten und dem Körper zugewandten Hand in einem Abstand von etwa fünf Zentimetern in Ihrer Körpermitte von unterhalb des Nabels mehrmals aufwärts bis unter Ihre Unterlippe. Ihre Handfläche hat genug elektro-

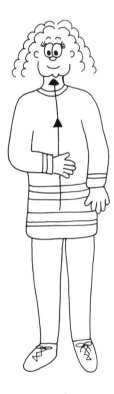

Meridianabfahren: Streichen Sie von Ihrem Nabel aufwärts bis zu Ihrer Unterlippe.

magnetische Energie, um die Energie in Ihrem Zentralmeridian (Zentralgefäß) zu aktivieren und von unten nach oben in Fluss zu bringen; der Energiefluss wird dadurch angeregt, das Gehirn wird mit mehr Energie versorgt und die Gehirnfunktionen werden verbessert. Immer wenn sie ein wenig mehr Energie brauchen, fahren Sie Ihren Zentralmeridian entlang! Wenn Sie diese Bewegung mehrmals langsam und bewusst ausführen, kann es sein, dass Sie ein Kribbeln in Ihrer Hand spüren und dass Sie einen klareren Kopf bekommen. Ein Abwärtsstreichen verlangsamt den Fluss der Meridianenergie; beenden Sie diese Übung deshalb immer mit einer Aufwärtsbewegung und ziehen Sie Ihre Hand nach der Seite weg, heraus aus Ihrer Körpermitte, bevor Sie sie sinken lassen. (Sollten Sie allerdings hyperaktiv sein, dann sollten Sie mit einer Abwärtsbewegung abschließen, denn dies reduziert die überschüssige Meridianenergie und wirkt beruhigend.)

Elektrische Nachrichtenübermittlung: In späteren Kapiteln wird noch näher erklärt werden, wie sehr unser Zentralnervensystem bei der Übermittlung von Nachrichten zwischen Körper und Gehirn und zwischen Gehirn und Körper mit elektrischen Polaritäten arbeitet. Um es bildlich auszudrücken: Die Kooperation zwischen Gehirn und Körper funktioniert dann optimal, wenn die Meridianenergie und die elektrische Nachrichtenübermittlung ausgeglichen und ungehindert fließen kann. Ist jedoch unser normaler Stromkreislauf durch unseren „Stresstopf" überlastet, brennen unsere Sicherungen durch. Diese Kurzschlüsse führen dazu, dass wir in manchen Teilen unseres Organismus mit Energie überladen oder unterversorgt sind: Entweder fliegen Funken oder wir haben Stromausfall! Darüber hinaus kann dieses Energiemuster mit jeder unserer Energieblockaden verschmelzen und künftig immer dann aktiviert werden, wenn wir mit vergleichbaren Stressoren zu tun haben. Langfristig können sich daraus Krankheiten entwickeln.

Der erste Schritt dazu, uns von den klassischen Stressreaktionen zu befreien, besteht also darin, das elektrische System und das Energiesystem unseres Körpers ins Gleichgewicht zu bringen. Sie werden im Folgenden einige einfache Möglichkeiten kennen lernen, Ihren Energiefluss wieder in Gang zu bringen und die elektrische Nachrichtenübermittlung im Körper zu

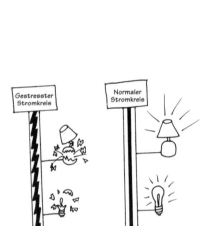

Stress kann unseren normalen Stromkreis überlasten und unsere „Sicherungen" durchbrennen lassen.

verbessern. Speziell ausgebildete Kinesiologen benutzen Akupressurpunkte ebenso wie „Schalter" aus anderen Systemen (zum Beispiel aus dem neurovaskulären System und dem Lymphsystem), um Veränderungen in tieferen, schwerer zugänglichen Schichten zu erreichen.

Woran merken wir, ob unser Energiesystem aus dem Gleichgewicht ist? Wie fühlt man sich, wenn das Fließen der Meridianenergie blockiert ist? Machen Sie hierzu die folgende Voraktivität:

Voraktivität: Nehmen Sie bewusst wahr, wie Sie zurzeit „funktionieren"
❏ Sind Sie wach und aufmerksam?
❏ Sind Sie konzentriert?
❏ Verstehen und begreifen Sie rasch?
❏ Haben Sie einen klaren Kopf?
❏ Sind Sie entspannt?

Übungen

Wasser trinken: Stresslöser und Gehirntreibstoff Nummer eins

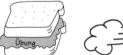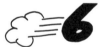

Wasser stellt die Flüssigkeit zur Verfügung, die benötigt wird, um die elektrischen Impulse durch den Körper zu leiten; diese Impulse transportieren die Anweisungen vom Gehirn an die Muskeln und deren Feedback zurück zum Gehirn. Eine ungenügende Versorgung mit Wasser kann allein, ohne dass andere Stressoren vorhanden sind, schon einen Kurzschluss auslösen und eine Stressreaktion in Gang setzen! Reines Wasser wird vom Gehirn bereits im Mund über Rezeptoren wahrgenommen; der körperliche Stress, der durch Wassermangel hervorgerufen wird, kann dann vom Gehirn sofort abgebaut werden. Sie können also im Lauf des Tages Ihren Stressabbau „schlürfen".

Wasser ist auch entscheidend für einen guten Lymphfluss, denn Wasser unterstützt die Ausleitung von Abfällen und Giftstoffen. Mit Hilfe von Wasser kann das Blut tausend- bis zehn-

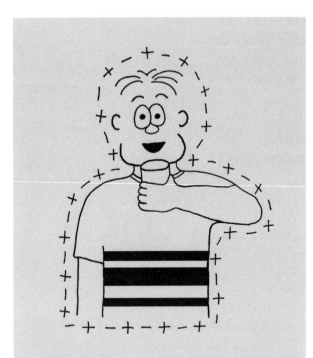

Sportärzte raten:
- Pro 10 kg Körpergewicht ein Glas mit 250 ml Wasser.
- Zusätzlich: 1 Glas Wasser für jede Tasse Kaffee oder koffeinhaltiges Getränk.
- Zusätzlich: 2 Gläser Wasser für jedes alkoholische Getränk.
- Bei starker körperlicher Betätigung und bei Stress brauchen Sie noch mehr Wasser!

Probieren Sie vor dem Hintergrund dieser Empfehlungen aus, wie viel Wasser für Sie am besten ist.

tausendmal mehr Sauerstoff binden und den Stress von Herz und Lunge verringern. Große Mengen von Wasser wirken auf unser Gehirn wie ein Schnellzünder, es verleiht mehr Energie, verbessert die Konzentrationsfähigkeit, die geistige und körperliche Koordination und die Lernfähigkeit.

Wasser ist besonders hilfreich, wenn Sie mit elektrischen Geräten (zum Beispiel Computer) arbeiten müssen, die eine negative Wirkung auf unseren Körper haben können.

Wenn keine ärztliche Bedenken bestehen, sollten Sie täglich pro 10 Kilogramm Körpergewicht 250 Milliliter Wasser trinken; der Bedarf erhöht sich bei körperlicher Aktivität und bei Stress. Bei einem Körpergewicht von 60 Kilogramm brauchen Sie also 1,5 Liter Wasser pro Tag. Koffein und Alkohol wirken übrigens harntreibend; Sie sollten daher für jede Tasse Kaffee ein Glas und für jedes alkoholische Getränk sogar zwei Gläser Wasser zusätzlich trinken. Erheben Sie Ihr Glas „auf Ihre Gesundheit"!

Den Energiestrom einschalten

„Einschalten" normalisiert den Energiefluss in den zentralen Meridianen und minimiert Ihre Stressreaktionen. Diese einfache Übung sorgt dafür, dass Sie sich wacher und klarer fühlen, und dass Sie gelassener sind. Durch das Auflösen von Energieblockaden in den Meridianen trägt diese Übung zur Integration der rechten und linken Gehirnhälfte bei, sie aktiviert die Sehzentren und stärkt die Muskeln. Sie ist besonders hilfreich, wenn Sie nicht mehr klar denken können oder sich verwirrt fühlen.

Legen Sie alle fünf Fingerspitzen einer Hand kreisförmig um Ihren Nabel; Ihr Daumen zeigt dabei nach oben in Richtung Kopf. Unsere Fingerspitzen sind mit einem engen Nervengeflecht ausgestattet, und wenn Sie mit ihnen in Richtung Ihres

Die Elektrizität des Körpers balancieren: Übungen

Körperinneren zeigen, wird die Aufmerksamkeit auf Ihren Gravitationsmittelpunkt gelenkt und Ihr Meridian-Energiesystem wird angeregt. Lassen Sie Ihre Hand in dieser Position, während Sie die nächsten beiden Schritte der Übung zur Integration der Körperdimensionen ausführen:

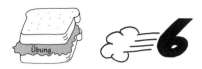

1. Zur Links-rechts-Integration: Massieren Sie die Akupressurpunkte Niere 27 in den Mulden unterhalb Ihrer Schlüsselbeine, beiderseits des Brustbeins, zwischen Ihrer ersten und zweiten Rippe. Es wird angenommen, dass diese Akupressurpunkte die zentralen Punkte des Akupunktursystems sind und mit dem gesamten System in Verbindung stehen. Eine Massage dieser Punkte bewirkt eine intensivere Versorgung des Gehirns mit Blut und Sauerstoff.
2. Zur Oben-unten- und Vorne-hinten-Integration: Massieren Sie die Punkte oberhalb Ihrer Oberlippe und unterhalb Ihrer Unterlippe. Damit regen Sie die Endpunkte des Zentralgefäßes (vorne) und des Gouverneursgefäßes (hinten) an.

Diese Technik wurde von Hap und Elizabeth Barhydt entwickelt. (Literaturempfehlung: *Self-Help for Stress & Pain*)

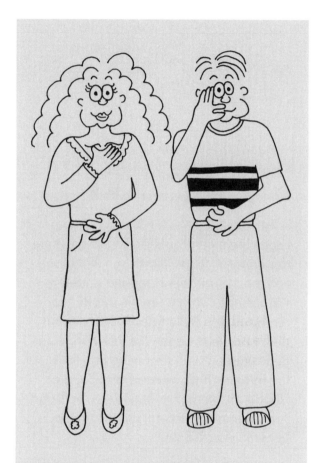

Legen Sie die Fingerspitzen einer Hand um Ihren Nabel, den Daumen nach oben. Gleichzeitig:
1. Massieren Sie die beiden Punkte unterhalb Ihrer Schlüsselbeine in den Mulden rechts und links des Brustbeins.
2. Massieren Sie die Stellen oberhalb und unterhalb Ihrer Lippen.

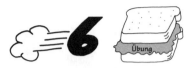

Die Cook-Übung

Mit dieser Übung können Sie alle Meridiane in einen balancierten Zustand bringen. Machen Sie sie immer dann, wenn Sie aufgeregt, traurig oder durcheinander sind. Die Körperdimensionen vorne/hinten, oben/unten, links/rechts werden bildhaft zu einer 8 verbunden. Ihre elektrische Körperenergie wird mühelos in die richtige Richtung fließen und Sie können dieses verstärkte Zirkulieren in Ihren Gliedmaßen wahrnehmen. Sie nutzen die elektrische Kraft Ihres eigenen Körpers zur Normalisierung Ihres Energieflusses, während Sie sich gleichzeitig mit Gedanken oder Problemen beschäftigen, die bei Ihnen zuvor einen Kurzschluss verursacht hätten.

Setzen Sie sich bequem hin, beide Füße auf dem Boden.

Teil 1:
1. Legen Sie einen Fußknöchel auf das Knie des anderen Beins.
2. Umgreifen Sie diesen Fußknöchel mit der Hand der anderen Körperseite.
3. Umgreifen Sie mit der freien Hand den Ballen des Fußes, der auf dem Knie liegt.
4. Berühren Sie mit Ihrer Zungenspitze die Stelle am Gaumen direkt hinter den Schneidezähnen und atmen Sie tief.

Teil 2:
1. Stellen Sie Ihre Füße nebeneinander auf den Boden, die Zungenspitze bleibt am Gaumen.
2. Führen Sie die Fingerspitzen beider Hände sanft zusammen und atmen Sie tief.

Unsere Fingerspitzen sind nicht nur im höchsten Maße energiegeladen, unsere beiden Hände haben außerdem unterschiedliche Polaritäten (die Daumen sind neutral). Wenn Sie Ihre Fingerspitzen zusammenbringen, schlie-

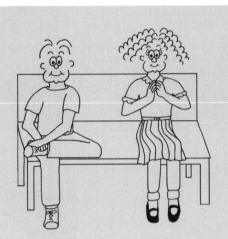

Teil 1
Legen Sie einen Fußknöchel auf das Knie des anderen Beins. Umfassen Sie diesen Fußknöchel mit der Hand der anderen Körperseite. Umgreifen Sie mit der anderen Hand den Ballen des Fußes, der auf dem Knie liegt. Legen Sie Ihre Zunge an den Gaumen und atmen Sie tief. Falls Ihnen danach ist, wiederholen Sie die Übung mit dem jeweils anderen Fuß und Arm. Wenn Sie sich entspannt fühlen, gehen Sie zu Teil 2 über.

Teil 2
Stellen Sie Ihre Füße nebeneinander auf den Boden. Lassen Sie Ihre Zungenspitze am Gaumen. Führen Sie die Fingerspitzen beider Hände sanft zusammen und atmen Sie tief.
Bleiben Sie eine oder zwei Minuten oder so lange, bis Sie sich ruhig fühlen, in beiden Positionen.

ßen Sie damit einen Stromkreis und die Energie fließt vom positiven zum negativen Pol. Es ist möglich, dass Ihre Fingerspitzen nach einigen Minuten in dieser Position leicht rosa werden und vom Strömen der Energie pochen. Dies ist auch eine gute Selbsthilfe, wenn Sie unter kalten Händen und Füßen leiden.

Bleiben Sie in der Position 2 und denken Sie für ein, zwei Minuten oder so lange, bis Sie tief atmen oder gähnen müssen oder sich entspannt fühlen, an Ihren Stressor. Diese Übung wurde von Wayne Cook entwickelt und ist besonders für Menschen mit ernsten Ungleichgewichten in der elektrischen Körperenergie geeignet.

Varianten im Stehen oder Liegen – letztere ist besonders wirkungsvoll bei Einschlafstörungen:
Legen Sie Ihr rechtes Handgelenk über Ihr linkes und schlagen Sie Ihren rechten Fußknöchel über Ihren linken (oder umgekehrt). Legen Sie Ihre Handflächen gegeneinander und verschränken Sie Ihre Finger. Drehen Sie Ihre Hände nach innen, zum Körper hin und dann nach oben zur Brust. Legen Sie Ihre Zunge an den Gaumen, atmen Sie tief und bleiben Sie in dieser Position, bis Sie sich entspannt fühlen. Gehen Sie dann, wie oben beschrieben, zu Position 2 weiter. Diese Variante, *Hookups* genannt, wurde von Paul und Gail Dennison für *Brain-Gym*® entwickelt.

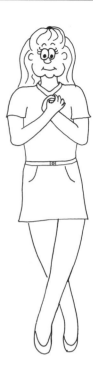

Sie können diese Übung auch im Stehen oder Liegen machen.

Wechselseitiges Atmen
Tiefes rhythmisches Atmen wird schon seit langem zur Stressbewältigung und zur Entspannung empfohlen (mehr darüber später). Weniger bekannt dagegen ist, dass unser Atemstrom regelmäßig von einem Nasenloch zum anderen wechselt. Dies sichert eine ausgeglichene Ionisierung, was wiederum den Kalzium- und Kaliumspiegel im Blut beeinflusst. Unter Stress schaltet sich die Polarisation der Zellmembran aus und im Körper entsteht ein Ungleichgewicht.

Es ist wissenschaftlich erwiesen, dass tiefes Atmen durch die Nase den Hypothalamus beruhigt, der die für unsere Stimmungen zuständigen biochemischen Botenstoffe steuert. (Quelle: *APA Monitor,* Okt. 1990) Der Atemzyklus ist an die jeweilige Hemisphärendominanz gekoppelt. In Phasen verstärkter Aktivität

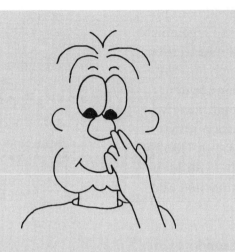

ist unser rechtes Nasenloch dominant (linke Hemisphäre), in Ruhephasen unser linkes (rechte Hemisphäre). Um Ihre Stimmung zu verändern, brauchen Sie nur stärker durch das weniger durchlässige Nasenloch zu atmen.[3]

In klinischen Versuchen wurde nachgewiesen, dass die oben vorgestellte Technik zur Integration von Gehirn und Körper und somit zu Entspannung und klarerem Denken beiträgt. Wechselseitiges Atmen wurde von Dr. Sheldon Deal in die Applied Kinesiology eingeführt.[4]

1. Legen Sie Ihre Zunge an Ihren Gaumen.
2. Halten Sie ein Nasenloch zu und atmen Sie ein; lassen Sie los und halten Sie zum Ausatmen das andere Nasenloch zu. Wiederholen Sie diese Übung dreimal.
3. Wechseln Sie die Seiten: Atmen Sie durch das Nasenloch ein, durch das Sie vorher ausgeatmet haben, und atmen Sie durch das andere Nasenloch aus. Wiederholen Sie die Übung dreimal.

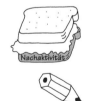

Nachaktivität: Körperelektrizität

Bemerken Sie einen Unterschied?

❑ Sind Sie wacher?
❑ Sind Sie konzentrierter?
❑ Verstehen und begreifen Sie rascher?
❑ Haben Sie einen klareren Kopf?
❑ Sind Sie ohne körperliche Anzeichen von Stress?
❑ Fühlen Sie sich entspannter?

Kapitel 5

Kommunikation: Vom Gehirn zum Körper

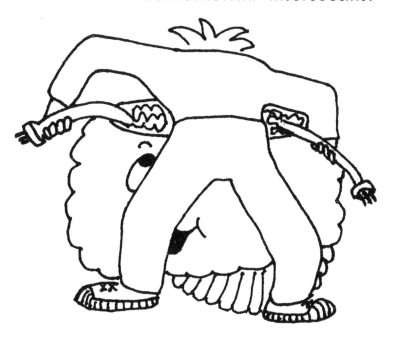

»Wenn die Organisation des Gehirns seine Erfahrungen wiederspiegelt und die Erfahrungen des traumatisierten Kindes aus Angst und Stress bestehen, dann werden die neurochemischen Reaktionen auf Angst und Stress zu den mächtigsten Architekten des Gehirns.«

**Sharon Begley (in: *How to Build a Baby's Brain*,
Newsweek Special Edition, Frühling/Sommer 1997, S. 31)**

Wie das Gehirn mit dem Körper kommuniziert

Nachdem wir unsere Körperelektrizität balanciert haben, können wir uns mit der Theorie über die Kommunikation zwischen Gehirn und Körper beschäftigen. Als Erstes sollten Sie sich dazu gratulieren, wie hervorragend Ihr Organismus bis zu diesem Moment funktioniert hat.

Wenn wir unter Stress nicht so handeln, wie wir eigentlich wollen, sind wir oft über uns selber verärgert. Stattdessen sollten wir froh darüber sein, dass wir angesichts der Komplexität unseres Organismus und in Anbetracht der vielen unterschiedlichen Stressoren, die wir zu bewältigen haben, überhaupt so gut funktionieren.

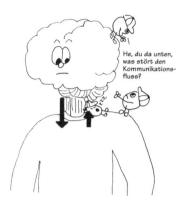

Damit wir optimal funktionieren, muss die Information frei und ungehindert vom Gehirn zum Körper fließen können.

Wir haben schon untersucht, welche physiologischen Veränderungen festzustellen sind, wenn wir die klassischen Stressreaktionen erleben. Als Nächstes wollen wir die Kommunikation zwischen Gehirn und Körper näher betrachten, damit wir besser verstehen, wie wir durch die Stressreaktionen beeinflusst werden, und auf allen Ebenen besser und bewusster damit umgehen können.

Grundvoraussetzung für reibungsloses Zusammenspiel zwischen Gehirn und Körper ist ihre Integration. Informationen müssen jederzeit frei und ungehindert vom Körper zu bestimmten Gehirnbereichen fließen können und umgekehrt, ebenso wie von Gehirnbereich zu Gehirnbereich, wobei jeder Teil seine eigene Aufgabe erfüllt und gleichzeitig als Teil eines Ganzen fungiert.

Das bekannteste Kommunikationssystem unseres Organismus ist das Nervensystem. Zu seinem Schutz in den Schädel eingebettet, ist das Gehirn sozusagen das „Penthouse" des Zentralnervensystems. Der Rest ist ein dünner Strang von Nervengewebe – das Rückenmark – und läuft von der Schädelbasis durch die Wirbelsäule abwärts. Direkt vom Rückenmark zweigen die Nerven ab und bilden das periphere Nervensystem: Auf seiner Vorderseite transportieren 31 Nervenfasern Informationen vom Gehirn zum Körper; weitere 31 sensorische Fasern treten auf seiner Rückseite in das Rückgrat ein und senden Informationen von den inneren und äußeren Sinnesorganen im Rückenmark nach oben zum Gehirn.[1] Zwölf weitere Paare von

Nervenfasern, die Gehirnnerven, haben ihren Ursprung im Kopf und sind für alle Sinneswahrnehmungen vom Geschmackssinn über den Geruchssinn bis zur Wahrnehmung der Kopf- und Mundstellung verantwortlich.

Unser Sehvermögen entsteht sozusagen aus elektromagnetischer Energie, Hören und Fühlen aus mechanischer Energie und Geruchs- und Geschmackssinn aus chemischer Energie. Alle Sinneswahrnehmungen werden in elektrische Nervenimpulse umgewandelt, über Neuronen weitertransportiert, mit Hilfe von chemischen Neurotransmittern über die Synapsen gebracht und schließlich in den entsprechenden „Gehirnstationen" sortiert und aufbereitet. In ähnlicher Weise werden Nachrichten vom Gehirn in speziellen Frequenzen elektromagnetischer Energie kodiert und dem Körper auf der „Superautobahn" Nervensystem – Rückenmark – motorische Neuronen und mit Hilfe chemischer Neurotransmitter und anderer chemischer Netzwerke (mehr dazu weiter unten) mitgeteilt. So schaffen wir uns eine ständige Feedbackschleife mit unserer Umwelt: Sinnesinformationen kommen herein, wir verarbeiten und interpretieren sie, dann reagieren wir auf unsere Umwelt.

Zunächst wollen wir uns anschauen, wie das System von oben nach unten funktioniert, also vom Gehirn zum Körper. In Kapitel 7 werden wir die Kommunikation in die andere Richtung, vom Körper zum Gehirn, näher betrachten. Schließlich wollen wir uns das Gesamtbild ansehen – ein zusammenwirkendes, unglaubliches Kommunikationsnetzwerk, in dem ständig alle Funktionen gleichzeitig ablaufen.

Um übersichtliche Abschnitte zu schaffen, habe ich das Thema in verschiedene Kapitel unterteilt; diese Einteilung ist künstlich und wir sollten dabei nie vergessen, dass unser Gehirn und unser Körper eine Einheit sind. Anders als in Science-Fiction-Romanen, in denen isolierte Gehirne die Welt regieren können, lebt unsere Intelligenz in unserem ganzen Körper und das ist auch die wichtigste Botschaft dieses Buches.

Die Theorie hilft uns zu verstehen, warum die Verfahren, die wir verwenden, funktionieren. Die Kenntnis der Theorie ist jedoch nicht Voraussetzung für die positiven Wirkungen der Übungen. Wenn Sie also lieber gleich etwas unternehmen wollen, können Sie sofort auf die Seite 89 springen. Für diejenigen

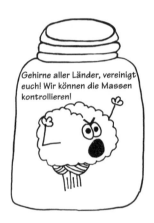

Im Gegensatz zu Science-Fiction-Romanen, in denen isolierte Gehirne die Welt regieren können, lebt unsere Intelligenz in unserem ganzen Körper.

von Ihnen, die etwas über unser Gehirn erfahren wollen, geht es hier weiter.

Wie das Gehirn arbeitet

Wir wissen, dass die Anatomie des menschlichen Gehirns sich seit 200 000 Jahren im Großen und Ganzen kaum verändert hat. Aber erst mit den heute zur Verfügung stehenden wissenschaftlichen Möglichkeiten beginnen wir die Biomechanismen unseres Gehirns zu verstehen. 70 Prozent dessen, was wir heute über das Gehirn wissen, wurde seit 1995 erforscht, und die Intensität der Forschung lässt darauf schließen, dass sich unser Wissen auf diesem Gebiet in den kommenden Jahren explosionsartig vermehren wird. Dieses Buch soll Ihnen einen kurzen Überblick über die Rolle des Gehirns bei Stressreaktionen geben und Ihr Interesse wecken, tiefer in die Materie einzusteigen.

Im Folgenden finden Sie zunächst eine Zusammenstellung der wichtigsten Fakten[2] und im Anschluss befassen wir uns intensiv damit, wie unser Gehirn kommuniziert.

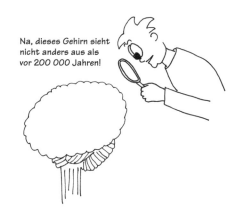

Das menschliche Gehirn hat sich während der letzten 200 000 Jahre kaum verändert. Was neu und verbessert ist, ist unser Verständnis.

Das Wichtigste in Kürze:

Unser Gehirn ...
- ... besteht aus unzähligen Gehirnzellen; Schätzungen gehen von etwa einer Billion aus, darunter 100 Milliarden aktiver Nervenzellen (Neuronen) und 900 Milliarden Gliazellen, die die aktiven Zellen festigen, nähren und schützen.
- ... kann anwachsen bis auf 20 000 Äste zur Vernetzung und Kommunikation, die von *jeder* der 100 Milliarden Nervenzellen abzweigen können. Alles ist im wahrsten Sinne des Wortes miteinander verbunden und vernetzt.
- ... funktioniert, um es bildhaft auszudrücken, eher wie ein chemischer Dschungel, in dem alle Einzelteile in einer symbiotischen Beziehung zueinander stehen, als wie eine Maschine. (Es hat wenig mit der alten Vorstellung von der Mechanik eines Computers zu tun.)
- ... arbeitet wie ein weltweites Nachrichtennetz, das die Einzelheiten einer Nachricht über verschiedene Netze von Station zu Station weiterleitet und an den entsprechenden Schaltstellen von Körper oder Gehirn zu einer verständlichen

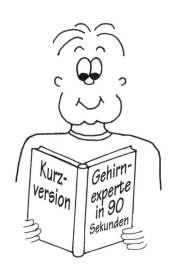

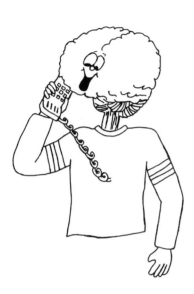

Hallo, Körper! Können wir uns mal unterhalten?

Nachricht zusammensetzt.
- ... verändert sich ständig: Es bildet ständig seine Nervenbahnen um und erneuert sich chemisch und physikalisch entsprechend unserem Lernen und Wachsen.
- ... verfügt über eine starke emotionale Komponente: Aufmerksamkeit, Konzentration, Langzeitgedächtnis und somit auch das Lernen werden von Emotionen gesteuert.
- ... besteht bildlich betrachtet aus drei Gehirnen in einem: einem hinteren Gehirn, das für die automatisierten, instinktiven Reaktionen zuständig ist; einem emotionalen, vermittelnden (Mittel-) Hirn und der Großhirnrinde für bewusstes, logisches Denken und Handeln.
- ... besteht aus zwei Hälften, die harmonisch zusammenarbeiten: einer Logikhälfte (meist die linke Hemisphäre), die für die Einzelheiten zuständig ist, und eine Gestalthälfte (meist die rechte Hemisphäre), die uns den Gesamteindruck vermittelt. Hervorragende Leistungen auf einem Spezialgebiet, zum Beispiel in Mathematik oder Kunst, setzen immer die integrierte Zusammenarbeit beider Hemisphären voraus.
- ... sendet Millionen von Nachrichten pro Sekunde mit einer Geschwindigkeit von 120 Metern pro Sekunde, das sind 300 Kilometer pro Stunde.[3]
- ... entwickelt eine Vielzahl verschiedener Arten von Intelligenz zur gleichen Zeit und bringt sie zum Ausdruck: Es gibt viele Möglichkeiten, schlau zu sein.[4]
- .... arbeitet auf mindestens vier verschiedenen Wellenlängen.[5]
- .... ist Teil eines umfassenden Übertragungsnetzes, das chemisch-elektrische Nachrichten blitzschnell an jede Stelle des Körpers senden kann.
- ... ist erstaunlich flexibel und anpassungsfähig: Es knüpft ständig neue Verbindungen und passt sich veränderten Situationen hervorragend an, um Funktionskreisläufe und Verständnis zu verbessern.

Sie können nun direkt zur Seite 89 weitergehen und mit den Übungen beginnen oder im folgenden Abschnitt mehr über die Theorie erfahren.

Wie das Gehirn kommuniziert

Unser Nachrichtenübermittlungsteam – die Neuronen

Wie auf jeder Schnellstraße, so fließt auch in unserem Organismus der Verkehr in beiden Richtungen: Sensorische und propriozeptorische Informationen fließen vom Körper zum Gehirn und Anweisungen an die Motorik und an die Körperfunktionen gehen vom Gehirn zum Körper. Die Informationen werden vom Gehirn über Nervenzellen oder Neuronen (und über chemische Substanzen – dazu später mehr) ausgesandt und empfangen.

Bei unserer Geburt verfügen wir bereits über eine vollständige Ausstattung mit Nervenzellen, es ist jedoch nur unser Hirnstamm voll funktionsfähig. Während wir lernen, wachsen und Erfahrungen sammeln, stellen wir komplexe Verbindungen zwischen den Nervenzellen her und entwickeln uns hin zu den höheren Gehirnfunktionen. Jedes Neuron besteht aus einem zentralen Mittelteil mit Zweigen, den so genannten Dendriten, die die Informationen auffangen, sowie einem längeren, schwanzartigen Teil, dem Axon, das die Informationen weiterleitet. Die Dendriten verbinden über ihre Verzweigungen ein einziges Neuron mit einer Vielzahl anderer Nervenzellen, immer bereit, Informationen von anderen Axonen aus beiden Richtungen der Nachrichtenkette aufzunehmen. Die Geschwindigkeit der Nachrichtenübermittlung sowie die Komplexität und Stabilität der neuralen Netzwerke hängen von der Anzahl der Dendriten ab, die ein Neuron ausgebildet hat, und von der Anzahl der Verbindungen mit anderen Nervenzellen.

Die nächste Schaltstelle: die Synapsen

Wenn eine Information (in Form eines elektromagnetischen Impulses) das Ende eines Axons erreicht, löst es in der Regel die Ausschüttung chemischer Botenstoffe, der so genannten Neurotransmitter, aus. Diese chemischen Botenstoffe überwinden den winzigen Zwischenraum, der ein Neuron vom nächsten trennt, die Synapse. Die Synapse ermöglicht es einem einzelnen Neuron, mit mehreren anderen Neuronen gleichzeitig zu kommunizieren. Jedes Neuron kann mehrere Millionen Rezeptoren auf seiner Oberfläche haben. Die Neurotransmitter bringen

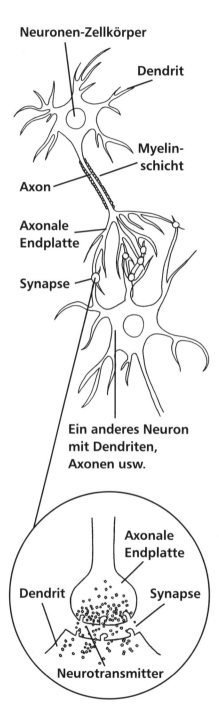

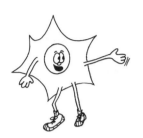

Dieses Mal hast du den Stab nicht fallen lassen! Lass uns das noch ein paar Mal üben, damit wir es hundertprozentig beherrschen!

ihre Informationen an die richtige Stelle, weil die Informationen nur von Rezeptoren aufgenommen werden, die speziell für diese Aufgabe ausgebildet sind – wie ein Schlüssel, der in das richtige Schloss passt.

Das Besondere an unserem Gehirn ist, dass es umso effizienter arbeitet, je mehr wir es benutzen. Die Übertragungsgeschwindigkeit kann bis zu 300 Kilometer in der Stunde oder mehr erreichen. Positronen-Emissionstomographien haben gezeigt, dass wir umso schneller lernen können, je effizienter und höher organisiert unser Gehirn ist. Effiziente Nervenkreisläufe verbrauchen außerdem weniger Energie. Wie können wir also die Effizienz unseres Nachrichtenübermittlungssystems steigern? Durch Lernen, Üben und durch die Gehirn-Körper-Integrationsübungen.

Immer wenn wir unserem vorhandenen Bestand neue Informationen hinzufügen oder etwas besser verstehen, entstehen neue Synapsenverbindungen. Die Geschwindigkeit, mit der wir die Informationen verarbeiten, kann durch den Prozess der Myelinisierung erhöht werden. Das Lipoid Myelin umhüllt die jeweiligen Axone bei jeder Nutzung mit einer Fettschicht und macht sie dadurch „wasserdicht" und effizient.

Darüber hinaus werden Effizienz, Organisationsgrad und Differenzierungsvermögen dadurch verbessert, dass nicht benutzte Nervenverbindungen unbrauchbar gemacht werden. Vom ersten Lebensjahr an und besonders im Alter von etwa elf Jahren werden ungenutzte Nervenzellen entfernt, die Synapsenverbindungen werden unterbrochen. Wir besitzen jedoch von Geburt an Nervenzellen im Überfluss und sofern kein neurologisches Problem besteht, können wir trotz dieser Einschnitte in der Regel „normal" funktionieren.

Deshalb ist es auch so wichtig, Kinder so viele neue Erfahrungen wie möglich machen zu lassen und ihnen die unterschiedlichsten Gelegenheiten zur geistigen und körperlichen Entwicklung zu bieten. In dem Zeitraum von unserer Geburt bis zu unserem zehnten Lebensjahr werden die meisten Dendriten ausgebildet. Kinder entwickeln und aktivieren das Assoziationsmuster ihrer Dendriten für ihr gesamtes Leben. Dieser Grundstock an Möglichkeiten sollte in der frühen Kindheit ausgebildet werden; eine Spezialisierung zur Erweiterung der Grundausstattung an Intelligenz sollte erst später stattfinden. Dr. Marion Diamond hat wissenschaftlich nachgewiesen, dass unser Gehirn nicht zuletzt auch durch Umwelteinflüsse wächst.

Auch als Erwachsene können wir die Kapazität unseres Gehirns mit neuen Erfahrungen erweitern, indem wir zum Beispiel schwierige Puzzles zusammensetzen oder etwas völlig Neues lernen.

Gehirnbereiche

Um unser Gehirn effektiv nutzen zu können, ist es nicht nötig, die einzelnen Teile des Gehirns genau zu kennen. Die meisten von uns fahren Auto ohne im Geringsten daran interessiert zu sein, wie die einzelnen Teile des Motors heißen; andere wiederum sind genau daran brennend interessiert. Dasselbe gilt für unser Gehirn: Wenn Sie neugierig sind zu erfahren, was mit Informationen innerhalb des Gehirns passiert, ist dieses Kapitel für Sie interessant. Ein grundlegendes Verständnis der Gehirnphysiologie wird Ihnen von Nutzen sein, da wir uns im Folgenden mit sehr komplexen Zusammenhängen beschäftigen werden. Diese werden wir nur so weit beleuchten, wie es für ein besseres Verständnis des hier vorgestellten Modells nötig ist.

Aktuelle wissenschaftliche Erkenntnisse lassen vermuten, dass unser Gehirn ein Modulsystem ist, in dem Millionen von vernetzten Neuronensystemen ihre ganz spezifischen Aufgaben erfüllen, innerhalb des gesamten Gehirns miteinander kommunizieren und uns damit eine komplexe Wahrnehmungswelt erschaffen.[6] Zum besseren Verständnis ist es sinnvoll, unser Gehirn in drei Hauptabschnitte zu unterteilen: Hinterhirn, Mittelhirn, Großhirnrinde. Wenn im Folgenden die Funktionen einzelner Gehirnbereiche näher beschrieben werden, dürfen wir dabei nie vergessen, dass kein Teil für sich allein handeln kann: Jeder Teil muss über die Nervenverbindungen mit jedem anderen Teil kommunizieren oder, wie Dr. Russel Blaylock es sehr treffend formuliert hat: „Kein Teil des Gehirns ist eine Insel."[7]

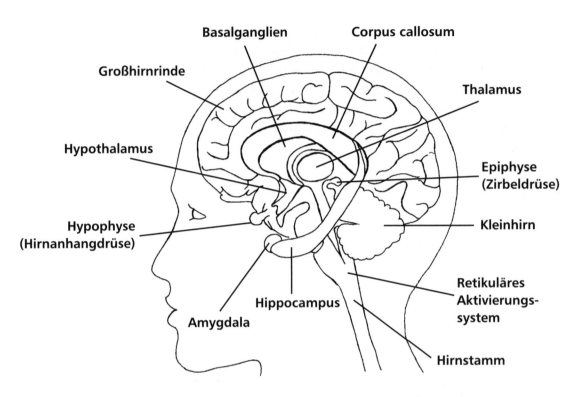

Ein Querschnitt durch das menschliche Gehirn; die Abbildung soll einen Eindruck vom Verhältnis der zentralen Bereiche des Hinter- und Mittelhirns sowie der Großhirnrinde zueinander vermitteln. Zu diesem Zweck wurden verschiedene Querschnitte in einer Abbildung kombiniert, sodass diese anatomisch nicht korrekt ist.

Hinterhirn: Automatisierte Funktionen

Das Hinterhirn ist fürs Überleben zuständig. Es steuert automatisierte Funktionen wie Atmung und Herzschlag; es ist der Teil des Gehirns, der am schnellsten reagiert, kein Zeitgefühl hat und im Notfall das gesamte Gehirn dominiert. In den Begriffen der klassischen Stressreaktion ausgedrückt wird in diesem Teil das Alarmstadium ausgelöst. Im Folgenden wollen wir uns mit den drei wichtigsten Teilen des Hinterhirns beschäftigen.[8]

Der Hirnstamm ist für die grundlegenden Lebensfunktionen verantwortlich. Hier sind die Überwachungszentren für unser Verdauungs-, unser Atmungs- und unser Kreislaufsystem angesiedelt. Er ist bei der klassischen „Kampf-oder-Flucht"-Reaktion mit beteiligt. Alle Informationen aus den Sinneszellen wandern durch den Hirnstamm nach oben und erreichen dann:

Das Retikuläre Aktivierungssystem (RAS), das am oberen Ende des Hirnstamms liegt: Es macht das Gehirn auf alle ankommenden Signale aufmerksam und filtert unwichtige Informationen aus. Es steht mit dem Vestibularsystem (Gleichgewichtsorgan im Innenohr) in Verbindung. Wie ein Schalter kontrolliert es auch den Zugang zu den höheren Gehirnfunktionen (seine Axone reichen bis an die untere Peripherie der Großhirnrinde) in Abhängigkeit davon, ob das Mittelhirn entspannt ist oder nicht. Das RAS ist daher von grundlegender Bedeutung für Bewusstsein und Lernen.

Das Kleinhirn, manchmal auch Minihirn genannt, befindet sich an der Rückseite des Hirnstamms und hat die Form eines Blumenkohls. Es ist wichtig für die Ausführung erlernter, komplizierter Bewegungen, für eingeübte motorische Funktionen wie Laufen (wir haben gelernt, es automatisch zu tun) und Gleichgewicht. Es ist außerdem für viele unserer motorischen Überlebensmechanismen zuständig.

Das Mittelhirn: Motivation
Im dreigeteilten Gehirnmodell von Paul McClean wird das Mittelhirn als limbisches Gehirn bezeichnet und ist für Biorhythmus, Körpertemperatur, Blutdruck und für die Auswahl der Informationen zuständig, die ins Langzeitgedächtnis übernommen werden. Im Mittelhirn sind Zwischenstationen für das Sehen und Hören angesiedelt sowie die Einrichtungen, die unsere Emotionen filtern und die Intensität unserer Stressreaktionen bestimmen. Im Folgenden ein kurzer Überblick über die wichtigsten Teile des Mittelhirns:[9]

Der **Thalamus** kontrolliert und sortiert alle Sinnesinformationen (außer den Gerüchen) und übersetzt sie in Schmerz- und Temperaturempfinden sowie in den Tastsinn. Er ist die zentrale Schaltzentrale zwischen unseren Sinnesorganen und den höheren Gehirnfunktionen und informiert unser Gehirn über das, was außerhalb unseres Körpers vorgeht. Vor hier geht die Information weiter an die Amygdala.

Die **Amygdala** ist für die Feinabstimmung der „Kampf-oder-Flucht"-Reaktionen zuständig, steuert unsere Emotionen und spielt eine zentrale Rolle bei der Weiterleitung von Informationen an unser Langzeitgedächtnis. Die Gehirnforschung untersucht derzeit, welche Rolle die Amygdala bei der Interpretation der Emotionen spielt, die wiederum Aufmerksamkeit, Lernen und Erinnerung beeinflussen. (Mehr über Emotionen in Kapitel 6.)

Der **Hippocampus** befindet sich direkt neben der Amygdala, er formt und lagert Informationen im Kurzzeitgedächtnis; zusammen mit der Amygdala überträgt er wichtige Erfahrungen aus dem Kurzzeitgedächtnis (die mit Hilfe von Emotionen verschlüsselt werden) in unser Langzeitgedächtnis.

Der **Hypothalamus** liegt neben dem Thalamus, er kontrolliert Körpertemperatur, Blutdruck, Appetit, Laufen, Schlafen und spielt eine wichtige Rolle bei der Verarbeitung von Emotionen. Er informiert unser Gehirn über das, was innerhalb unseres Körpers vorgeht, und löst wichtige Anpassungsreaktionen aus, zu denen auch die „Kampf-oder-Flucht"-Reaktion gehört, indem er die Hypophyse aktiviert. Der Hypothalamus löst als Reaktion auf äußere Reize Freude oder Angst aus. Die Amygdala wiederum regelt die vom Hypothalamus ausgelösten Emotionen, die sonst unkontrolliert bleiben würden.

Die **Hypophyse** (Hirnanhangdrüse) ist die zentrale Drüse des endokrinen Systems. Sie wird vom Hypothalamus aktiviert und veranlasst die endokrinen Drüsen zur Ausschüttung von Hormonen, die die Körperaktivität steuern; dazu gehören auch die Stresshormone, die dann ausgeschüttet werden, wenn wir auf einen Stressor nicht mehr rational reagieren können.

Die **Epiphyse** (Zirbeldrüse) fungiert als biologische Zeitschaltuhr, die unseren Tag-Nacht-Rhythmus bestimmt. Sie wird durch Licht aktiviert und ist für Wachstum und Entwicklung verantwortlich.

Die **Basalganglien,** die tief in unser Gehirn eingebettet sind, verbinden und koordinieren die feinmotorischen Funktionen der Großhirnrinde mit den grobmotorischen Bewegungen, die im Kleinhirn entstehen. Sie haben eine zentrale Bedeutung für das Erinnern von Bewegungsmustern, die aus Gedanken entstehen, einschließlich Sehmuster und Sprache.[10] Als einer der Hauptzugänge zu den höheren Gehirnfunktionen sind die Basalganglien auch Schlüssel zu bewusstem, planmäßigem Handeln. Sie werden durch bewusste Körperbewegungen angeregt

---

Eine zentrale Brücke zu den höheren Gehirnfunktionen, die Basalganglien, sind der Schlüssel zu bewusstem, zielgerichtetem Handeln. Da sie durch kontrollierte Körperbewegungen angeregt werden, werden sie durch unsere Gehirn-Körper-Integrationsübungen entscheidend beeinflusst.

und durch die Gehirn-Körper-Integrationsübungen, die in diesem Buch vorgestellt werden, maßgeblich beeinflusst.

Großhirnrinde: Vernunft und Einsicht
Die Großhirnrinde interpretiert unsere sämtlichen Sinneswahrnehmungen, ermöglicht uns, komplexe Erinnerungen aufzubauen sowie Probleme abzuwägen und zu lösen. Mit ihrer Hilfe deuten wir Klänge und Bilder und sind in der Lage, Sprache zu erlernen und Entscheidungen zu treffen.

Die Großhirnrinde besteht aus zwei Hälften (den Hemisphären), einer linken und einer rechten, die durch eine dickes Band von Nervenzellen und Bindegewebe, das **Corpus callosum,** miteinander verbunden sind. Die rechte Gehirnhälfte steuert und kontrolliert die linke Körperhälfte und umgekehrt.

Die Funktionen der beiden Gehirnhälften sind verschieden. Bei annähernd 97 Prozent der Menschen ist die linke Hemisphäre für das logische, lineare Denken zuständig, die rechte Hemisphäre für das emotionale, ganzheitliche Empfinden. (Bei den restlichen 3 Prozent sind die Funktionen der linken und rechten Hemisphäre vertauscht.) Tatsächlich sind jedoch für fast alle Aufgaben linke und rechte Hemisphäre gleichermaßen verantwortlich, sie arbeiten „integriert" zusammen, indem die Informationen zwischen ihnen hin- und herfließen und dabei das *Corpus callosum* durchqueren.

Kann die Information das *Corpus callosum* nicht ungehindert durchlaufen, dann sind wir „nicht integriert". Unter Stress greifen wir auf ein dominantes Gehirnorganisationsprofil zurück und können die Möglichkeiten eines Großteils unserer nichtdominanten Hemisphäre und unserer nichtdominanten Sinne nicht nutzen. Unsere Fähigkeit, logisch zu denken, wird von unserer Fähigkeit, das Gesamtbild zu erfassen, getrennt. Auf Körperebene bedeutet das, dass die linke Hand wirklich nicht weiß, was die rechte tut – was unter Umständen eine schlechte Bewegungskoordination zur Folge hat.

Wie die Darstellung auf Seite 82 unten zeigt, ist unsere Großhirnrinde in Funktionsbereiche unterteilt. Während wir zwischen all unseren Sinnen, der Bewegung, der Sprache und unseren Erinnerungen bewusst Verbindungen herstellen, springt die neurale Kommunikation zwischen diesen Zonen hin und her.

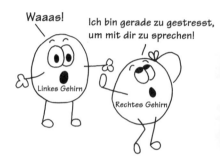

Unter Stress bricht die Kommunikation zwischen linker und rechter Hemisphäre ab.

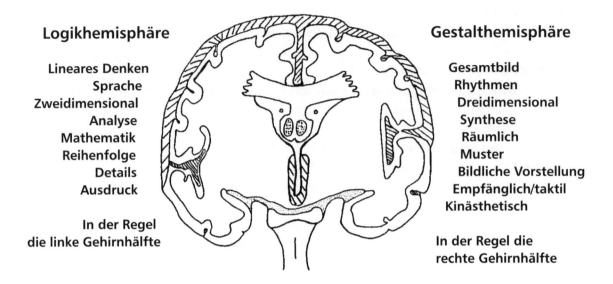

Schematischer Querschnitt durch die linke und rechte Gehirnhälfte mit den der Logik- bzw. Gestalthemisphäre zugeordneten Großhirnfunktionen

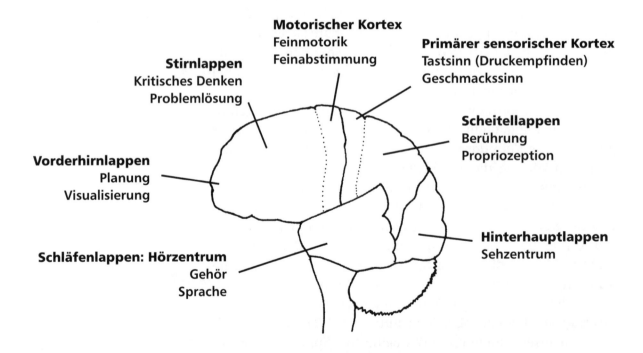

Schematische Darstellung des Gehirns von der Seite mit den der Großhirnrinde zugeordneten Funktionen

In einem stressfreien Zustand ist der Stirnlappen für kritisches Denken und Planen verantwortlich. Hier können wir Zukunftspläne machen. Dieser Bereich unseres Gehirns kann selbstlos sein: Er kann über das klassische Stressreaktionsmuster, das andernfalls die Kontrolle über unser Leben hätte, hinauswachsen und Entscheidungen zugunsten höherer Werte als nur der persönlichen Sicherheit treffen. Der Stirnlappen ist der Bereich, in dem die Wahl getroffen wird, und hier liegt auch der Schlüssel für Reaktionen mit voller Gehirnintegration.[11]

Das Ganze ist viel mehr als die Summe der Einzelteile
Paul und Gail Dennison, die Begründer der *Educational Kinesiology*, bezeichnen die Gehirnfunktionen mit Begriffen, die Gehirnbereiche und Körperdimensionen kombinieren: Fokusdimension, Zentrierungsdimension und Lateralität. Die *Brain-Gym*®-Übungen wurden entwickelt, um die Funktionen aller Gehirnbereiche zu integrieren und damit besseres Lernen zu ermöglichen.[12]

■ Fokusdimension: „Wo bin ich?"
Die Fokusdimension ist der Schlüssel zum Verständnis. Nach Dennison müssen wir Nervenverbindungen herstellen um bestimmen zu können, wo im Raum wir uns befinden; erst im zweiten Schritt können wir feststellen, wo wir „aufhören" und der Rest der Welt „beginnt". Über Bewegung erfahren wir Raumgefühl. Wenn die Stirnlappen der Großhirnrinde und das Hinterhirn sich im Gleichgewicht befinden, gelangen wir zu einem reifen Verständnis und sind schließlich fokussiert.

Die Entwicklungsgrundlagen für die Fokusdimension liegen 1) im Vestibularsystem (Gleichgewichtssystem im Innenohr), 2) in der Muskelpropriozeption (die Feedbackschleife zwischen Gehirn und Muskeln) und 3) im Sehen. Ich bin der Meinung, dass Aufmerksamkeitsdefizitprobleme nicht in erster Linie den höheren Gehirnfunktionen zuzuordnen sind, sondern ihren Ursprung im Hirnstamm und im Retikulären Aktivierungs-System (RAS) haben, die den Zustrom von unbewussten, gefilterten Nachrichten, die für die Fokussierung benötigt werden, zum Kortex kontrollieren. Babys stellen diese grundlegenden Verbindungen durch Bewegung in einem sicheren Umfeld her, wobei die Bewegung zunächst willkürlich, später dann aber

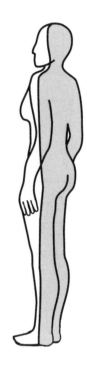

Fokusdimension
Vorne/hinten
„Wo bin ich?"

Begreifen
Hirnstamm
Längungsübungen

**Voraktivität
Fokusdimension:**
Bitten Sie jemanden, Sie mit sanftem Druck auf den Rücken nach vorne zu schieben, dann mit sanftem Druck auf Ihre Schultern nach hinten. Nehmen Sie bewusst wahr, ob Sie sich gut geerdet fühlen.

Zentrierungsdimension
Oben/unten
"Wo ist es?"

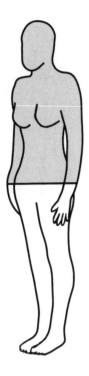

Organisation
Limbisches System –
Mittelhirn
Energieübungen und
Übungen zur emotionalen
Integration

Voraktivität Zentrierungsdimension:
Stehen Sie aufrecht mit leicht gebeugten Knien und bitten Sie jemanden, Sie mit leichtem Druck auf Ihre Schultern nach unten zu drücken, und beobachten Sie, ob Sie sich aufrecht halten können.

gezielt abläuft.[13] In den meisten Fällen setzt die Fähigkeit zu fokussieren Bewegung und die Stimulation des Vestibularsystems voraus; dies wird verhindert, wenn Kinder gezwungen werden, beim Lernen still zu sitzen. Diese Fähigkeit, den Informationsfluss zwischen den hinteren und vorderen Gehirnbereichen zu koordinieren, ist die Grundlage für das Verstehen neuer Informationen vor dem Hintergrund aller vorangegangenen Erfahrungen und für ein den Einzelheiten der Situation angemessenes Handeln. Das ist die Fokusdimension. Sie reagiert direkt auf die klassische Stressreaktion, zu der auch der Sehnenschutzreflex (siehe Seite 117) gehört.

Zur Aktivierung der entsprechenden Gehirnbereiche stellen Sie sich aufrecht hin und schwanken sanft vorwärts und rückwärts. Damit aktivieren Sie Ihr Vestibularsystem, die Muskelpropriozeption und das Sehen, womit Sie Ihren Standort im Raum kontrollieren können.

Zur Unterstützung der Fokusdimension dienen alle Längungs- und Entspannungsübungen wie die *Beckenschaukel* (Seite 118), der *Energetisierer* (Seite 118), die Beinmuskelentspannung (Seite 119), die *Eule* (Seite 139) und alle Übungen, die den Sehnenschutzreflex der Rücken- und Nackenmuskeln lösen.

■ Zentrierungsdimension: „Wo ist es?"
Die Zentrierungsdimension ist der Schlüssel zur Koordination der oberen und unteren Gehirnbereiche (Großhirnrinde und Basis des Mittelhirns) und von grundlegender Bedeutung für unsere Fähigkeit, Gefühle zu empfinden und auszudrücken, sowie dafür, geerdet und gut organisiert zu sein. Um Vorstellungen und Ideen des Großhirns mit dem Hirnstamm in Verbindung zu bringen, müssen Sie in Einklang stehen mit der Motivation, die im limbischen System (Mittelhirn) angesiedelt ist. Wenn wir zentriert sind, haben wir in unserem Organismus einen Fixpunkt, der uns sagt, wo wir uns im Raum befinden und wo sich die Dinge im Bezug zu uns befinden. Dies ist der Schlüssel zu unserem Gefühl für innen und außen, oben und unten.

Zur Aktivierung dieses Gehirnbereichs stellen Sie sich aufrecht hin und gehen dann in die Hocke, richten sich wieder auf und gehen wieder in die Hocke. Machen Sie einen Schritt vorwärts (innen) und dann einen Schritt rückwärts (außen); wiederholen Sie diese beiden Schritte.

Zur Unterstützung der Zentrierungsdimension machen Sie Integrationsübungen zum Stressmanagement sowie Energieübungen, wie zum Beispiel alle elektromagnetischen Übungen auf den Seiten 63–68 und die Übungen zu den Emotionen auf den Seiten 93–98.

Wenn wir erst einmal wissen, wo wir uns im Raum befinden, können wir unsere Beziehung zu der Welt um uns herum beurteilen. Erst dann haben wir Zugang zu den höheren Gehirnfunktionen des bewussten Denkens und Handelns bzw. zur Dimension der Lateralität.

■ Lateralitätsdimension: „Was ist das?"
Lateralität ist die Fähigkeit, beide Gehirnhälften zu koordinieren; sie ist die Grundlage für unsere Fähigkeit zu lesen, zu schreiben und zu kommunizieren. Diese Dimension steht in direktem Zusammenhang mit der Rechts-links-Integration unserer Großhirnrinde.

Die Lateralitätsdimension ist der Schlüssel zu unserer Fähigkeit, Dinge zu benennen und Unterscheidungen zu treffen. Wir können die Frage stellen „Was ist das?" und können sie auch beantworten. Wir können die Frage nach Ursache und Wirkung logisch bewältigen. Wir können über unsere Mittellinie hinweg kommunizieren, sodass wir uns bewegen und gleichzeitig denken können. Sinnesinformationen fließen ungehindert durch das *Corpus callosum* und verteilen sich sinnvoll auf die beiden Hemisphären.

Zur Aktivierung dieses Gehirnbereichs schwanken Sie von einer Seite zur anderen oder machen Sie Überkreuzbewegungen (siehe Seite 114).

Zur Unterstützung der Lateralität sind die folgenden Übungen geeignet: *Überkreuzbewegungen* wie auf Seite 114 vorgestellt; die *Liegende Acht* für die Augen auf Seite 133; die *Alphabet-Acht* auf Seite 148; die *Beckenschaukel* auf Seite 118; die Reflexpunkte für Bewegungskoordination auf Seite 116; außerdem jede Aktivität, die die Kooperation und Koordination über die Körpermittellinie hinweg fördert.

Lateralitätsdimension
Rechts/links
"Was ist das?"

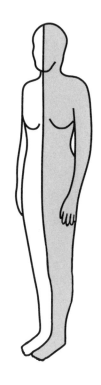

Kommunikation
Kortex
Mittellinienbewegungen

Voraktivität Lateralitätsdimension:
Bitten Sie jemanden, sanften Druck zuerst auf Ihre rechte, dann auf Ihre linke Seite auszuüben. Beobachten Sie, ob Sie aufrecht stehen bleiben können.

Was bedeutet das für Sie?

All diese Informationen machen deutlich, dass eine ganze Palette von integrierenden Übungen und Aktivitäten nötig ist, wenn Sie Ihre logischen Fertigkeiten steigern und die Kommunikation innerhalb Ihres Gehirns optimieren wollen. Mit einer ausgewogenen Zusammenstellung von Aktivitäten und Übungen wird auf mechanische Weise Energie von den Überlebenszentren des Gehirns in das gesamte Gehirn verlagert. Sind die Bedürfnisse des Gesamtgehirns befriedigt, verringert sich die Gefahr, dass die Ereignisse unsere Handlungsebene bestimmen; wir haben die Chance auf volle Konzentration (Fokus), Begreifen und Kreativität sowie auf die Fähigkeit zum Handeln.

Diejenigen von uns, die auf dem Gebiet der Lernförderung und der Verbesserung von Verhaltensstörungen arbeiten, sind begeistert und dankbar für die neuen wissenschaftlichen Erkenntnisse, weil sie eine bessere Erklärung dafür liefern, warum die Techniken, mit denen wir arbeiten, funktionieren. Anders ausgedrückt: Diese Techniken sind „gehirn-kompatibel" und sie bewirken die Integration des ganzen Gehirns. Wenden Sie deshalb die Gehirn-Körper-Integrationsübungen aus diesem Buch täglich an und verbessern Sie damit Ihr Lernen und Handeln.

Kapitel 6

Die Emotionen balancieren

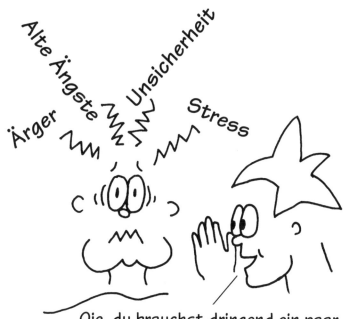

> *»Es macht keinen Unterschied für das Gehirn und den Körper, ob etwas tatsächlich passiert ist oder nicht. Was wir beim Erleben fühlen, schafft unsere ›Realität‹, unser Modell der Welt. Emotion setzt hormonale Muster frei, die Kreislauf, Muskeln und Organreaktionen stimulieren, wie sie auch Erinnerung eingravieren. Nochmals: Körper und Gehirn antworten in genau der gleichen Weise auf tatsächliche wie auf ›eingebildete‹ Erlebnisse.«*
>
> Gordon Stokes und Daniel Whiteside (in: *Tools of the Trade*, S. 77)

Nicht alles passiert im Kopf

Menschliche Emotionen und unser Verhalten sind tief in unserer Biologie verwurzelt. Forscher wie Antonio Damasio und Joseph LeDoux haben festgestellt, dass Emotionen die Ausgangsposition für rationale Entscheidungen auf der Grundlage von Überlebenskriterien und Kriterien sozialer Sicherheit in unserem Leben bilden. Emotionen werden als körperlicher Zustand empfunden und sie sind das Mittel, durch das unser Geist begreift, was unser Körper fühlt.[1]

Emotionen wurden also offensichtlich im Laufe der Evolution als Reaktion auf unsere Umwelt und als Mittel des Überlebens entwickelt. In diesem Buch bringen wir es auf einen vereinfachten Nenner: Kontrollieren Sie Ihre Stressreaktion und Sie kontrollieren Ihre Emotionen!

Die folgende, schlichte und einfache Definition passt zu dem Energiemodell in diesem Buch:

Emotion bedeutet Energie in Bewegung.
(Englisches Wortspiel: *E-Motion equals Energy in Motion.*)
Blockierte Emotion bedeutet blockierte Energie.

Das Wort Emotion stammt vom lateinischen *emovēre* ab, das so viel heißt wie hinausschaffen, herausheben, aufwühlen, erregen. Das passt gut, denn fast alle unsere Emotionen sind mit einer instinktiven physischen Reaktion oder einer Bewegung gekoppelt. Wir lachen, weinen, zittern, runzeln die Stirn, kämpfen oder laufen davon. Wissenschaftliche Erkenntnisse lassen vermuten, dass Emotionen Kombinationen dreier wichtiger Faktoren sind:

- eine innere Erfahrung oder ein Gefühl,
- äußere Aktionen oder Reaktionen und
- physiologische Reaktionen.[2]

Durch die Selbstbeobachtungsaufgaben und das *Noticing* in diesem Buch haben Sie bereits alle drei Komponenten „aus erster Hand" erfahren. Wir wissen, dass eine Veränderung einer dieser drei miteinander verschmolzenen Komponenten unweigerlich auch die anderen beiden verändert. Verändern Sie die Emotion und Sie können eine Veränderung auf der physiologischen und

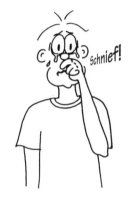

„Ich rege mich auf, wenn ich daran denke, dass ich mich aufrege."

der Verhaltensebene erwarten. Ändern Sie das Verhalten und der emotionale und der physiologische Zustand verändern sich. Die Neustrukturierung unserer physiologischen Ebene kann auch unsere emotionalen Muster und unser Verhalten verändern.

Der menschliche Organismus ist eine Chemiefabrik, und ein Großteil dessen, was uns zu dem macht, was wir sind, ist das Ergebnis der biochemischen Informationssubstanzen, die für Kontrolle und Ausgewogenheit in unserem Organismus zuständig sind. Forscher haben die biologischen Botenstoffe für Gewalt und Aggression, für Liebe und Zuneigung in diesen Neurotransmittern und Hormonen gefunden. Diese werden wiederum von Ernährung, genetischer Disposition, unserem Verhältnis zu unserer Umwelt, unserem „Seinszustand" und von unseren bewussten Entscheidungen beeinflusst. Die wichtigste Botschaft der Selbstverantwortung ist, dass wir nicht die hilflosen Produkte dieser chemischen Nachrichtenübermittlung sind. Wir können unsere Reaktionen aktiv gestalten.

Jüngste Forschungsergebnisse erschüttern unsere Vorstellungen von der Natur der Emotionen und davon, wo diese angesiedelt sind, durch die Erkenntnis, dass Emotionen auch auf Zellebene im ganzen Körper stattfinden. Auf Seite 102 werden wir mehr über die chemischen Botenstoffe erfahren. In diesem Zusammenhang ist das Werk der Neurologin Candace Pert von Bedeutung: Sie ist die Entdeckerin des Beruhigungsrezeptors, der die Neuropeptide steuert, die als „Moleküle der Emotionen" in einem zweiten Nervensystem, ähnlich dem endokrinen System, frei durch den Körper fließen.[3] Antonio Damasio drückt es noch einfacher aus: Parallel zur neuralen Spur, auf der unser Gehirn Rückmeldung über unseren emotionalen Zustand erhält, benutzt unser Körper eine weitere, chemische Spur.[4] Eines ist sicher: Unser emotionales „Gehirn" beschränkt sich nicht länger auf die klassischen Bereiche des Mittelhirns – Amygdala, Hippocampus und Hypothalamus –, auch wenn diese zu den Gehirnbereichen gehören, in denen die Emotionsverarbeitung und -interpretation stattfinden. Nach Pert gibt es noch weitere zentrale Stellen im

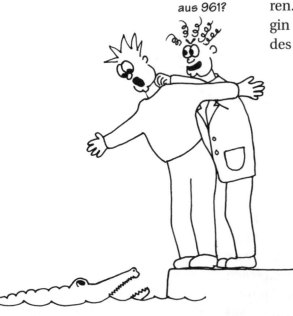

Negative Emotionen und Stress blockieren den Zustand des „Fließens", der für Lernen notwendig ist.

Körper, besonders dort, wo unsere fünf Sinne in unser Nervensystem einmünden.

Das Mittelhirn ist jedoch noch immer der Schlüssel zur Interpretation unserer Emotionen und zu unseren emotionalen Reaktionsmustern. Neueste Forschungsergebnisse deuten darauf hin, dass die Amygdala darüber entscheidet, ob Informationen zur höheren rationalen Erwägung an die Großhirnrinde gehen oder ob sie unter emotionalem Stress sofort an das Kleinhirn geleitet werden, damit wir sofort und automatisiert reagieren können.

Auf der Grundlage unserer Emotionen entscheidet die Amygdala offensichtlich auch darüber, was über den Hippocampus in unser Langzeitgedächtnis aufgenommen wird, und sie beeinflusst den Hypothalamus, der, wie Robert Sylwester beschreibt, über den Kontakt der Hypophyse zum endokrinen System die Stressreaktion „Kampf oder Flucht" auslöst.[5]

Die Emotionen entscheiden also darüber, ob wir nur reagieren, oder ob wir in unserem Leben vernünftig mit unserem Vorderhirn entscheiden. Nach Sylwester ist die Emotion der Antrieb für die Aufmerksamkeit, die wiederum Antrieb für das Lernen ist. Emotionen bestimmen also nicht nur, wie wir uns fühlen, sondern auch und vor allem, wie wir leben und handeln.

In Kapitel 3 haben wir die komplexen physischen und psychischen Reaktionen auf bestimmte Stressoren untersucht. Die erste Möglichkeit der Stressabwehr war, unser elektrisches Nachrichtenübermittlungssystem zu installieren und zum reibungslosen Funktionieren zu bringen. Der nächste Schritt besteht darin sicherzustellen, dass wir nicht die klassische Stressreaktion auslösen, die die chemischen und elektrischen Impulse auslöst, auf denen unser instinktives Überlebensmuster und unsere negativen Emotionen basieren.

Was wir jetzt brauchen, sind Techniken, die es uns erlauben, die Reaktionen unseres Nervensystems auf Stress neu zu strukturieren, damit wir an die Dinge, Personen oder Situationen, die vorher in uns alle Alarmglocken schrillen ließen, ruhig und gelassen denken können. Wir brauchen Methoden, um die emotionalen Auslöser abzukoppeln, die uns an unsere früheren Erfahrungen fesseln. Wir müssen unseren Organismus auf Erfolg vorbereiten, indem wir diesen visualisieren und damit schon im

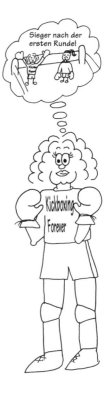

Visualisieren:
Indem Sie sich Ihren Erfolg in allen Einzelheiten ausmalen, stellen Sie für Ihr Gehirn dieselben Nervenverbindungen her, die auch die Realität herstellen würde; mit diesen Verbindungen können Sie Ihr Ziel erreichen.

Vorfeld Nervenverbindungen anlegen, die den Erfolg programmiert haben. Wir müssen in der Lage sein sicherzustellen, dass unsere Energie im Stirnlappen der Großhirnrinde bleibt, wo klares Denken möglich ist und die Zukunft vor dem Hintergrund dessen, was unsere hinteren Gehirnbereiche bereits wissen, mit neuen Optionen geplant und geprüft werden kann. Das ist einfacher, als es klingt. Sie brauchen keine zusätzliche Ausrüstung. Alles, was Sie brauchen, haben Sie in Ihren Händen.

Ein Haus mit vielen Türen

Es gibt viele, einander ergänzende Ansätze zur emotionalen Stressbewältigung aus der Psychologie, der Medizin, der Verhaltensforschung und aus der Ernährungswissenschaft. Alle erheben den Anspruch, effektiv zu sein, was grundsätzlich auch möglich ist. Das Haus mit dem Namen „Energie in Harmonie" hat viele Zugänge.

Wir haben bereits ausgeführt, dass unsere emotionalen Erfahrungen aus einem Gefühl sowie einer physiologischen Reaktion und einer Verhaltensreaktion bestehen. Wenn man einen dieser drei Teile verändert, löst dies die gesamte Energieblockade; die emotionale Erfahrung wird umgestaltet.

Vergessen Sie bitte nicht, dass die hier vorgestellten Techniken zur Bewältigung akuter emotionaler Stressreaktionen dienen. Zur Auflösung tieferer Blockaden wird nicht selten ein Wiederauslösen der Reaktion und eine Wiederholung der Integrationsaktivitäten benötigt. Zur dauerhaften und langfristigen Auflösung dieser tief sitzenden Muster können mehrere Wiederholungen und/oder eine tiefer gehende Behandlung nötig sein.

Eine der Stärken der Kinesiologie ist, dass sie Verfahren aus vielen Disziplinen wertschätzt und sie in ein Gesamtwerk von Selbstumstrukturierung per Biofeedback einbindet. Lassen Sie uns gemeinsam einige Möglichkeiten aus diesem Bereich genauer erkunden.[6] Haben Sie den Mut, darüber hinaus noch andere Möglichkeiten und Therapien auszuprobieren.[7]

Lassen Sie uns jetzt an die Arbeit gehen und die emotionale Voraktivität durchführen!

Übungen

Voraktivität: Emotionaler Stress

Denken Sie an eine Stresssituation, mit der Sie umgehen müssen. Machen Sie die Selbstbeobachtung von Seite 34 und registrieren Sie Ihre Reaktionen auf Ihren Stress.
Vermerken Sie hier Ihre Reaktionen:
Geistige Reaktionen:

Körperliche Reaktionen:

Emotionale Reaktionen:

Nicht alles passiert im Kopf!

Übungen

Nicht sich quälen, sondern die *Positiven Punkte* halten!

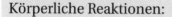

Sooft Sie unter Druck stehen, sich verletzt oder schockiert fühlen, „entspannen" Sie die Situation, indem Sie Ihre emotionalen Stressabbaupunkte halten, die im *Brain-Gym®* auch *Positive Punkte* genannt werden: Dieses Verfahren heißt ESR = *Emotional Stress Release* = emotionaler Stressabbau. ESR wurde Anfang der siebziger Jahre in *Touch For Health* eingeführt und besteht aus dem Halten der neurovaskulären Punkte, die sowohl das Zentralgefäß (mental) wie auch den Magenmeridian (Verdauung) balancieren.

1. Legen Sie Ihre Fingerspitzen sanft auf Ihre Stirn, genauer gesagt auf die beiden Stirnbeinhöcker, etwa in der Mitte zwischen Augenbrauen und Haaransatzlinie.

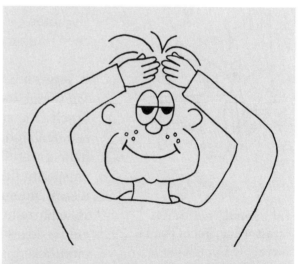

1. Halten Sie sanft Ihre Stirnbeinhöcker und ziehen Sie dabei die Haut leicht nach oben.
2. Überdenken Sie Ihr Problem mit dem Vorderhirn ... So einfach ist das!

2. Ziehen Sie dabei die Haut leicht nach oben und überdenken Sie gleichzeitig Ihr Problem; stellen Sie sich eine erfolgreiche Lösung vor oder formulieren Sie diese laut.

Die Energie in Ihren Händen reicht aus, um Blut und Wärme in Ihrem Vorderhirn zu halten und damit die klassische Stressreaktion bereits im Ansatz zu verhindern (Abfluss des Blutes aus dem Vorderhirn in die hinteren Überlebenszentren). Sie sind jetzt in der Lage, neue Ideen zu erkennen und kreative Entscheidungen auf der Grundlage Ihres bereits vorhandenen Wissens zu treffen, auch wenn Sie unter Stress stehen.

Die Kombination von geistiger Vorstellung mit dem Halten der *Positiven Punkte* ermöglicht „raketenhafte" Höchstleistungen. Die Effektivität der Visualisierungstechnik wurde schon von Sportlern, Trainern, Lehrern und Psychologen bewiesen. Wie bereits erwähnt bestätigen aktuelle Forschungsergebnisse die These, dass das, was wir uns vorstellen, für unser Gehirn ebenso real ist wie etwas, das wir tatsächlich erlebt haben. Denken und Handeln setzen dieselben Kreisläufe in Gang. Mit dem gleichzeitigen Halten der *Positiven Punkte* stellen wir sicher, dass wir die visualisierte Handlung als integrierte Aktivität des gesamten Gehirns mit voller Kraft in den vorderen Gehirnbereichen programmieren!

■ Stress aus der Vergangenheit abbauen

Mit dieser Technik können Sie Energieblockaden auflösen, die durch eine stressbeladene Erinnerung oder durch Angst entstanden sind. Sie brauchen dazu nur Ihre *Positiven Punkte* zu halten, während Sie sich an das Ereignis *erinnern* – bis Sie sich entspannt fühlen. Verändern Sie dann den Ausgang des Erlebnisses, indem Sie an Ihrer alten, stressbesetzten Erinnerung so viele Einzelheiten wie möglich verändern, und visualisieren Sie ein positives Ergebnis mit möglichst vielen einzelnen Sinneseindrücken; so erschaffen Sie sich die neue „Realität", die Sie brauchen. Wenn nötig, erfinden Sie ruhig etwas Neues! Damit befreien Sie sich von der alten Erinnerung. Lösen Sie das Negative ab, damit Sie mit Ihrem Vorderhirn stressfrei daran denken können, und lassen Sie Positives einfließen, um in Ihrem Nervensystem positive „Erinnerungspfade" zu schaffen.

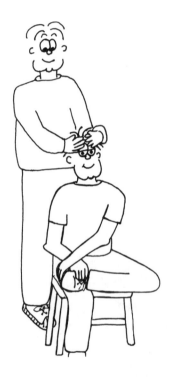

Für besonders effektives Stressmanagement kombinieren Sie ESR mit der Cook-Übung!

Übungen

■ Zukünftigen Stress abbauen

Halten Sie Ihre *Positiven Punkte*, während Sie eine bevorstehende Herausforderung – eine Präsentation, ein Examen, ein Interview, einen Wettkampf (eine Situation, in der Sie ruhig und konzentriert sein wollen) – vom Anfang bis zum Ende durchdenken. Sehen Sie alles voraus, was passieren könnte, und zwar Positives und Negatives. Stellen Sie sich vor, wie Sie gelassen mit allen Möglichkeiten umgehen. Verbinden Sie den erfolgreichen Ausgang der Situation mit möglichst vielen verschiedenen Sinneseindrücken. Wenn Sie sich gleichzeitig die Farben, Geräusche, Gerüche, Geschmäcke und körperlichen Empfindungen vorstellen, die in dieser Situation auftreten könnten, aktivieren Sie noch andere Gehirnbereiche, an die eine Blockade gekoppelt werden könnte.

■ Weitere Varianten

Für besonders wirkungsvolles Stressmanagement kann eine andere Person Ihre Positiven Punkte halten, während Sie gleichzeitig die *Cook-Übung* machen. Das Verbinden der Gliedmaßen bei der *Cook-Übung* balanciert die gesamte Meridianenergie des Körpers: die Dimensionen vorne/hinten, oben/unten, rechts/links. Das Halten der *Positiven Punkte* sorgt dafür, dass die Energie im vorderen Bereich der Großhirnrinde bleibt und Sie besser denken und Probleme kreativ lösen können.

Eine andere Variante ist das so genannte *Stirn-Hinterhaupt-Halten*; hierbei wird die Stirn leicht mit der einen Hand gehalten, während die andere gleichzeitig das Sehzentrum an der hinteren Schädelwölbung hält. Dies lässt Energie und Wärme auch in unseren primären visuellen Kortex fließen, den Gehirnbereich, der „klar" sehen muss, was wirklich passiert, oder die bestmögliche künftige Handlung visualisieren muss, wenn wir erfolgreich planen und entscheiden wollen (was eine Vorderhirnaktivität ist). (Diese Variante stammt aus *Three In One*.)

■ Andere Anwendungsmöglichkeiten

Schmerzabbau: Bei kleineren Kratzern und Schrammen halten Sie den schmerzenden Punkt mit der einen Hand, die Stirn mit der anderen. Eine hervorragende Methode, um Kinder zu beruhigen.

Wenn Sie in einer Prüfung unter Druck stehen, stützen Sie Ihre Stirn auf die eine Hand und schreiben Sie mit der anderen.

Erinnern Sie sich immer bewusst daran, wie es sich „anfühlt", wenn Sie sich anschließend körperlich und geistig besser fühlen; Sie ankern damit den neuen, verbesserten Ablauf in Ihrem Organismus.

Noch wirkungsvoller: ESR + Augenrotation

Kombinieren Sie das Halten der *Positiven Punkte* mit der Augenrotation und Sie erleben augenblicklich eine veränderte emotionale Wahrnehmung. Diese Methode bezieht das ganze Gehirn effektiv in den Stressabbau ein.

Erinnerungsfragmente (Farben, Gerüche, Geräusche, Geschmäcke usw.) sind im gesamten Gehirn verteilt. Unsere Blickrichtung wechselt jedes Mal, wenn wir einen anderen Gehirnbereich aktivieren. Das Neurolinguistische Programmieren (NLP) befasst sich intensiv damit, über welche Blickrichtung sich eine bestimmte Erinnerung oder Funktion aktivieren lässt. Dr. Wayne Topping hat davon eine Zusammenfassung erarbeitet, die zeigt, dass wir mit Hilfe der kompletten Augenrotation alle Gehirnbereiche gleichzeitig aktivieren können. Achten Sie darauf, dass Sie hierbei Ihre Augenmuskeln in alle Richtungen dehnen.

Mit der Kombination von Augenrotation und Positiven Punkten haben Sie eine wirkungsvolle Methode zur Steuerung Ihres emotionalen Wohlbefindens.

1. Halten Sie Ihre *Positiven Punkte*. Bewegen Sie Ihre Augen jeweils mindestens einmal langsam und bedächtig im Uhrzeigersinn und gegen den Uhrzeigersinn. Wenn Sie die Rotationsrichtung ändern, sollten sich die Kreise überlappen. Dehnen Sie bewusst Ihre Augenmuskeln. Fahren Sie damit fort, bis die Augen gleichmäßig laufen. Wird dadurch eine Emotion ausgelöst, fühlen Sie vielleicht, dass Ihre Augen an einer Stelle unwillkürlich „springen", oder schmerzt es sie, in eine bestimmte Richtung zu schauen, dann blicken Sie weiter genau in diese Richtung und halten Ihre Stirn, bis die Stressreaktion nachlässt.

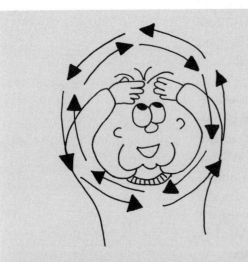

Halten Sie Ihre Stirnbeinhöcker und bewegen Sie Ihre Augen im und gegen den Uhrzeigersinn.
Achten Sie darauf, Ihre Augenmuskeln wirklich zu dehnen.

2. Programmieren Sie eine schnelle Dosis positiver Energie, wann immer Sie das Bedürfnis haben. Sagen Sie „Ich fühle mich … (Emotion oder Zustand)", während Sie Ihre Stirn halten und die Augen rotieren lassen. Damit leiten Sie die Affirmation direkt in Ihr Unterbewusstsein und verschaffen sich Zugang zum ganzen Gehirn für effektiven Stressabbau. Nachdem ich zum Beispiel nur knapp einen Zusammenstoß mit einem anderen Fahrzeug hatte vermeiden können, hielt ich mit wild pochendem Herzen auf dem Seitenstreifen der Straße an und machte einen Stressabbau mit Augenrotation und der Affirmation „Ich fühle mich ruhig" und „Ich fühle mich sicher". Diese Empfindungen erfüllten meinen ganzen Körper und innerhalb weniger Minuten verschwand mein Stress und ich konnte meine Fahrt fortsetzen.

Schaffen Sie sich einen sicheren Hafen

Bereiten Sie sich auf stürmische Zeiten vor, indem Sie sich einen sicheren Hafen schaffen, den Sie überall bei sich tragen können. Die Technik des Ankerns macht sich die Tatsache zunutze, dass wir Emotionen, die wir in wirklichen oder visualisierten Situationen empfunden haben, in das Zellgedächtnis des Körpers einschließen können. Indem wir in die Energiekreisläufe unseres Körpers einen angenehmen, sicheren Platz oder eine glückliche Erfahrung einschließen, können wir in jede negative Situation ganz schnell einen Schub guter, positiver Energie einbringen und damit die von der Stresssituation ausgelöste reaktive Energieblockade durchbrechen.

1. Wählen Sie als Ihren „Auslöser" einen unauffälligen Punkt, den Sie in jeder Situation drücken können, ohne die Aufmerksamkeit anderer zu erregen. Sie können zum Beispiel Ihren Daumen in Ihre Handfläche pressen.
2. Denken Sie an Ihren Lieblingsort oder an Ihr glücklichstes Erlebnis. Stellen Sie es sich lebhaft vor, die Bilder, die Gerüche, die

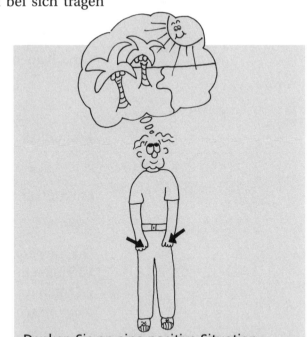

Denken Sie an eine positive Situation. Ankern Sie die positive Energie im Zellgedächtnis Ihres Körpers, damit Sie sie später reaktivieren können.

Geräusche, Berührungen und Geschmäcke, die damit verbunden sind!
3. Drücken Sie kräftig Ihren Ankerpunkt, um Ihre positiven Gefühle in einen Energiekreislauf einzuschließen.
4. Wenn Sie unter Stress geraten und Gefahr laufen, Ihre Mitte oder Ihre Fassung zu verlieren, dann drücken Sie Ihren Ankerpunkt und lassen Sie sich von positiver Energie „überfluten". Sie lösen damit eine Gegenreaktion auf Ihren Stress aus und vermeiden eine Energieblockade.

Diese Technik stammt ursprünglich aus dem Neurolinguistischen Programmieren (NLP) und eignet sich hervorragend für Vorstellungsgespräche und ganz besonders für Eltern, die Ruhe bewahren wollen!

Nachaktivität: Emotionaler Stress

Denken Sie wieder an Ihre Stresssituation. Wiederholen Sie das *Noticing* und notieren Sie sich die positiven Veränderungen in Ihren körperlichen Reaktionen, wenn Sie sich Ihre emotionale Stresssituation vorstellen. Fühlen Sie sich anders? Bemerken Sie einen Unterschied?

Geistig:

Körperlich:

Emotional:

Die meisten Menschen berichten, dass ihnen nach den Übungen ihre Stresssituation nicht mehr so bedeutungsvoll erschien und sie die körperlichen Auswirkungen der Stressreaktion schwächer empfanden.

Welchen Unterschied haben Sie festgestellt? Gibt es einen Bereich, für den Sie sich noch weitere Verbesserungen wünschen?

Kapitel 7

Kommunikation: Vom Körper zum Gehirn

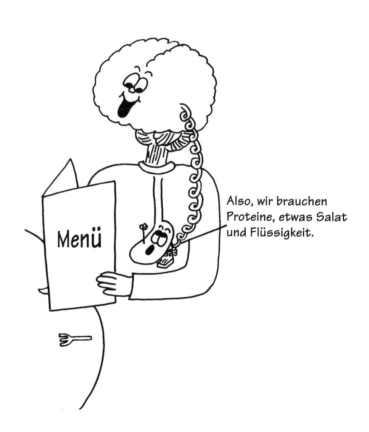

»*Unsere Emotionen beeinflussen unseren Organismus und unser Organismus beeinflusst unsere Emotionen. Wenn wir das eine verändern, verändern wir das andere. Wenn wir erregt sind, spiegelt sich diese Emotion von unserer Körperhaltung wider, und wenn wir niedergeschlagen sind, zeigt sich auch das in unserer Körperhaltung. Die alltäglichen, ›normalen‹ Emotionen, die uns beherrschen, stehen in Wechselwirkung mit unserem Organismus. Es ist inzwischen bekannt, dass bestimmte chemische Stoffe, die im Gehirn oder anderen Organen gebildet werden, unsere Emotionen, unsere Sinne und unser Denken beeinflussen können. Und auch der umgekehrte Fall gilt: Unser Denken, Fühlen und Empfinden beeinflusst auch unsere Körperchemie und bewirkt die Produktion von chemischen Stoffen in unserem Körper. Wenn wir unsere Emotionen verändern, verändert sich auch die Chemie unseres Körpers.*«

John Thie (in: *The Pyramid of Touch For Health*,
Touch For Health International Journal, 1987, S. 6)

Wie der Körper kommuniziert

Sie wissen bereits, wie unser Gehirn Nachrichten an unseren Körper und an unser Nervensystem übermittelt (vgl. Kapitel 5); dieses Kapitel beschäftigt sich mit der anderen Seite der Kommunikationsschleife, nämlich mit dem gleichzeitig arbeitenden Netzwerk, über das unser Körper unserem Gehirn Nachrichten übermittelt. Vergessen Sie dabei nicht, dass es Absicht dieses Buches ist, Sie mit Techniken zur Neustrukturierung Ihres Organismus und zur Verbesserung des Nachrichtenflusses bekannt zu machen. Dieses Buch soll keine wissenschaftliche Abhandlung sein. Im Literaturverzeichnis werden einige hervorragende Bücher genannt, die exakte wissenschaftliche Details darüber vermitteln, wie unser Organismus funktioniert.

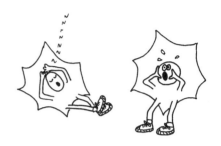

He, wir sollen hier die Verbindungen in Fluss halten! Also wach auf und setz dich in Bewegung!

Von außen nach innen: Körpersprache

Unser Körper ist der Spiegel, der nach außen zeigt, was im Innern vorgeht. Durch Körperhaltung, Blicke, Gesten und Mimik, also durch das, was auch als „Körpersprache" bezeichnet wird, nehmen wir intuitiv wahr, wie unsere Mitmenschen sich fühlen. Ebenso können wir unseren emotionalen Zustand dadurch verändern, dass wir absichtlich eine Körperhaltung einnehmen, die etwas ganz Bestimmtes ausdrückt. Probieren Sie Folgendes aus:

Stehen Sie auf. Nehmen Sie eine niedergeschlagene Haltung ein, sinken Sie dabei mutlos in sich zusammen, machen Sie ein verzweifeltes Gesicht und sagen Sie mit weinerlicher Stimme in verzagtem Tonfall: „In meinem ganzen Leben war ich noch nie so glücklich! Ich könnte tanzen vor Glück!" Dabei fühlt man sich lächerlich, nicht wahr? Man kann diese Sätze fast nicht sagen ohne zu lachen.

Stellen Sie sich jetzt aufrecht hin. Heben Sie die Arme in Siegerposition. Lächeln Sie und sagen Sie mit Enthusiasmus in der Stimme: „Ich bin so deprimiert, das Leben hat keinen Sinn mehr für mich!" Auch beim Aussprechen dieser Sätze in einer derart positiven Körperhaltung kommt man sich lächerlich vor.

Nehmen Sie nun noch einmal die Siegerposition ein und sagen Sie freudig: „Das Leben ist großartig! Ja!" Registrieren Sie, dass es sich richtig anfühlt und positiv wirkt, wenn Sie positive

Gedanken mit positiver Körperhaltung, Bewegung und energischer Stimme verbinden.

Wissenschaftliche Untersuchungen haben gezeigt, dass die Körperhaltung die Temperatur im Gehirn verändert, was wiederum die Geschwindigkeit der chemischen Reaktionen, die Emotionen und die Lebenseinstellung beeinflusst. Bei einer zu dieser Thematik durchgeführten Testserie sollten die Testpersonen einige Cartoons nach ihrer „Lustigkeit" bewerten. Dabei musste ein Teil der Teilnehmer einen Stift zwischen den Zähnen eingeklemmt festhalten, was auf ihrem Gesicht ein Lächeln entstehen ließ. Ein anderer Teil musste den Stift mit den Lippen festhalten, was diese Personen eher finster dreinschauen ließ. Diejenigen, die mit einem Lächeln den Stift zwischen den Zähnen festhielten, fanden die Cartoons am lustigsten.[1]

Chemische Botenstoffe

Aktuellen wissenschaftlichen Erkenntnissen zufolge findet anscheinend nur ein geringer Prozentsatz der neuralen Kommunikation tatsächlich an den Synapsen zwischen den Neuronen statt. In ihrem Buch *Molecules of Emotion* (zu Deutsch etwa: „Die Moleküle der Emotionen") beschäftigt sich Candace Pert mit diesen neuen Fakten zur Kommunikation zwischen Körper und Gehirn. Informationssubstanzen – ein Begriff, der von Francis Schmitt vom *Massachusetts Institute of Technology* geprägt wurde, um eine Vielzahl von Nachrichtenmolekülen (Neurotransmitter, Peptide, Hormone usw.) zu beschreiben – werden in allen Körperzellen produziert, nicht nur im Gehirn. Schmitt plädierte neben dem konventionellen Modell der neuronalen Synapsenkreisläufe für ein parasynaptisches oder paralleles, sekundäres System, in dem chemische Informationssubstanzen manchmal wie Neurotransmitter agieren können, wobei sie sich wahrscheinlich im extrazellulären Bereich, wie zum Beispiel im Blut oder der Cerebrospinalflüssigkeit[2], fortbewegen und nach ihren spezifischen Rezeptoren im Gehirn oder den Organen des Körpers suchen; dabei wirken sie weit entfernt von der Stelle, an der sie produziert wurden.[3] Dies ist ein weiteres Beispiel dafür, dass die Nachrichtenübermittlung zwischen Gehirn und Körper in beiden Richtungen stattfindet.

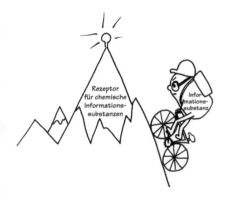

Informationssubstanzen können auch auf ungewöhnlichen Wegen zu ihren Rezeptoren gelangen.

Zusammenfassend lässt sich sagen, dass die Wissenschaft derzeit davon ausgeht, dass alle Systeme – das Nervensystem, das Immunsystem und das endokrine System – miteinander in Verbindung stehen und sich gegenseitig beeinflussen; dabei nehmen sie Einfluss auf unsere Emotionen und werden umgekehrt von diesen beeinflusst. Die Botenstoffe entstehen nicht alle im Gehirn, sondern vielmehr an verschiedenen Stellen in unserem Körper.

Wie bereits in der Einleitung erwähnt, erhöht körperliche Bewegung eindeutig die Produktion, die Ausgewogenheit und den Transport von Informationssubstanzen und sorgt für ein reibungsloses Fließen der Energien in unserem Körper. Bewegung aktiviert die Herstellung von Endorphinen, wie das berühmte „Hochgefühl" von Dauerläufern bestätigt. Langsame, laterale Bewegungen regen die Produktion von Dopamin[5] sowohl im Vorderhirn (was unsere Fähigkeit, Muster zu erkennen und schneller zu lernen, beeinflusst) wie auch im limbischen System (das unsere Emotionen kontrolliert) und in den Basalganglien (bewusstes Bewegen) an.

Motorik

Der motorische Kortex ist die Brücke zu den höheren Gehirnfunktionen des Vorderhirnlappens. Die Basalganglien gehören zu den ersten Teilen des Gehirns, die von grobmotorischen Bewegungen angeregt werden. In seinem Buch *A Celebration of Neurons* spricht Robert Sylwester von einem dreigeteilten motorischen System. Erstens sind viele Bereiche unseres Gehirns, besonders die vorderen Stirnlappen, an den Denk- und Planungsprozessen beteiligt, die letztendlich zu der bewussten Entscheidung für eine Bewegung führen. Zweitens wird das bewusste Handeln – also sich in Bewegung setzen, gehen und wieder anhalten – hauptsächlich in den Basalganglien bearbeitet, wo eine bewusste Absicht in Bewegung umgesetzt wird. Drittens übernimmt unser Kleinhirn an der hinteren Gehirnbasis den automatisierten Ablauf gelernter Bewegungen wie zum Beispiel Laufen, sobald die Entscheidung dafür bewusst getroffen wurde. Unsere Basalganglien überwachen den Bewegungsablauf (zusammen mit anderen Gehirnbereichen) und übernehmen, wenn nötig, wieder die bewusste Kontrolle, um zum

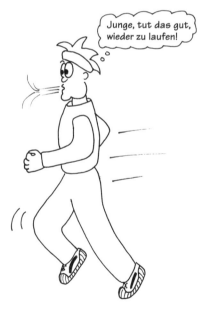

Bewegung stimuliert die Produktion unserer körpereigenen „Wohlfühl"-Botenstoffe.

Beispiel neuen Hindernissen aus dem Weg zu gehen.[6] Wir wechseln also ständig zwischen automatisierten, gelernten Bewegungen und bewusst geplanten Bewegungen. Die Basalganglien müssen jedoch aktiviert sein, damit wir uns überhaupt in Bewegung setzen können. Die Bewegung steht an erster Stelle; dies ist auch in der kindlichen Entwicklung erkennbar: Ein Baby bewegt sich zunächst willkürlich und legt damit die neuralen Muster fest, die die Grundlage für die komplexen, bewussten Aktivierungskreisläufe bilden, die sich später entwickeln.

Die Bewegung der großen Skelettmuskeln stimuliert das Retikuläre Aktivierungssystem (RAS) – der Weckruf an unser Gehirn zur Aufnahme neuer sensorischer Informationen. In vielen Fällen von Lernschwäche ist eine nicht ausreichende neurale Entwicklung, Narbengewebe oder eine Stressreaktion der Grund dafür, dass nur unvollständige Nachrichten den Hirnstamm und das RAS passieren. Spezialisierte Kinesiologen wenden spezielle Methoden zur Neustrukturierung an, um im gesamten Gehirn die Entwicklung oder Wiederherstellung der erforderlichen Kommunikationsverbindungen anzuregen.

Betrachtet man die kindliche Entwicklung, so fällt dem Vestibularsystem (oszillatorisches Gleichgewichtssystem im Innenohr) eine Schlüsselrolle zu. Dieses System (zu dem auch das Gehör zählt) entwickelt sich als erstes unserer Sinnessysteme. Seine Nervenfasern sind bereits im fünften Schwangerschaftsmonat vollständig von einer Myelinschicht überzogen, während unser Sehvermögen erst im achten Lebensmonat voll entwickelt ist und erst im Alter von etwa acht Jahren seine volle Leistung entfaltet. Wir wollen diese Thematik in diesem Buch nicht zu sehr vertiefen; wissenschaftliche Erkenntnisse geben jedoch zu der Vermutung Anlass, dass ein Bereich existiert, der Schwingungsinformationen aufnimmt, die den menschlichen Organismus durchdringen und mit ihm in Resonanzbeziehungen stehen. Die Innenohrschnecke ist so angelegt, dass sie auf diese Schwingungen reagiert. Auch die Rezeptorzellen in unserem Körper und unserem Gehirn befinden sich in einem Schwingungszustand, der Ihnen dabei hilft, Informationen anzuziehen; sie spielen eine zentrale Rolle bei unserer Kommunikation mit unserem äußeren Umfeld. Alles, was diese Zellen stimuliert, hilft uns. Das heißt, körperliche Bewegung, die das Vestibularsystem aktiviert, kommt uns insgesamt zugute.

Kinder wissen meist instinktiv, was ihnen gut tut. Sie aktivieren ihr Vestibularsystem durch Laufen und Springen; damit stellen sie durch Narbengewebe unterbrochene Nervenverbindungen wieder her und aktivieren ihr Gleichgewichtssystem. In ihrem Buch *Sensory Integration and the Child* betont Jean Ayres die Bedeutung taktiler und vestibulärer Stimulation (Berührung und Gleichgewicht) für die Entwicklung. Wie bereits in dem Abschnitt über die Fokusdimension erwähnt, brauchen Kinder mit Aufmerksamkeitsdefizit-Syndrom viel vestibuläre Stimulation. In diesem Zusammenhang ist auch Berührung sehr wichtig, besonders im Gesicht und an den Händen, wo sich sehr viele Nervengeflechte befinden; darauf werden wir später noch genauer eingehen.

In Kapitel 1 haben wir bereits darüber gesprochen, dass die Kinesiologie mit einem sehr einfachen Energiemodell arbeitet. Demnach macht sich ein „Seinszustand", der sich nicht mehr „im Fluss" befindet, als mentale, physische oder emotionale Blockade (oder als eine Kombination der drei) bemerkbar; diese Blockade wird widergespiegelt von subtilen Energie- und Kommunikationsungleichgewichten im Körper – oft auch von einem blockierten Muskel.

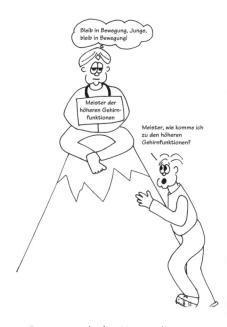

Der motorische Kortex ist die Brücke zu den höheren Gehirnfunktionen der Stirnlappen. Wenn Sie also besser denken möchten, setzen Sie sich in Bewegung!

Und schließlich: Wie Muskeln kommunizieren

Ein klarer Muskelfunktionskreis kommuniziert unmittelbar mit dem Gehirn und bleibt stark oder entspannt sich je nach Situation. Wenn Sie zum Beispiel mit Ihrem rechten Bein einen Schritt nach vorne machen, kontrahiert Ihr Quadrizeps (vierköpfiger Oberschenkelmuskel) an der Vorderseite Ihres Oberschenkels. Die Unterschenkelflexoren auf der Rückseite Ihres Beins entspannen sich. Gleichzeitig passiert mit Ihrem linken Bein das Gegenteil: Die Unterschenkelflexoren kontrahieren, der Oberschenkelmuskel entspannt sich. In dem Moment, in dem Ihr linkes Bein zum nächsten Schritt nach vorne schwingt, kehrt sich automatisch die Reihenfolge um. Das ist unser Bewegungsfunktionskreis für das Laufen – einer von vielen automatisierten Kreisläufen, die uns schmerzfrei und effizient funktionieren lassen, ohne dass wir darüber nachzudenken brauchen.

Ein Funktionskreis, der unter Stress steht, kann entweder nicht eingeschaltet bleiben oder er kann nicht abschalten. Wenn die Nachrichtenübermittlung durch Stress oder Trauma durcheinander gerät, „feuern" die Neuronen der automatisierten Funktionskreise nicht so, wie sie sollen, und wir ermüden oder haben Schmerzen.

Erleben Sie die Kommunikation zwischen Gehirn und Muskeln

Setzen Sie sich auf einen Stuhl, heben Sie ein Bein mit gebeugtem Knie (Winkel 45 Grad) an und bleiben Sie in dieser Position. Machen Sie sich bewusst, dass es Ihr Oberschenkelmuskel ist, der Ihr Bein anhebt. Legen Sie Ihre Hand auf die Mitte des Oberschenkels und drücken Sie nach unten, um festzustellen, ob Ihr Muskel „eingeschaltet" ist (in der Lage ist, Ihrem Druck standzuhalten). Er sollte es sein.

Nun sedieren Sie den Muskel (schalten Sie ihn ab), indem Sie zweimal kräftig in den Muskelbauch kneifen, und zwar in der Längsrichtung der Muskelfasern (siehe Zeichnung auf Seite 107 oben). Drücken Sie jetzt noch einmal Ihren Oberschenkelmuskel nach unten, und zwar mit dem gleichen Druck wie beim ersten Mal. Hat Ihr Muskel nachgegeben?

Im Muskelbauch befinden sich winzige Propriozeptoren, die Spindelzellen. Ihre Aufgabe ist es, dem Gehirn mitzuteilen, ob ein Muskel zu stark angespannt oder zu entspannt ist. Durch das Kneifen bringen Sie die Spindelzellen näher zueinander, wodurch automatisch die Nachricht ans Gehirn geht: „Zu viel Spannung!" Das Gehirn reagiert mit der Anweisung, den Muskel sofort zu längen (zu entspannen), ihn abzuschalten. Ein normaler Muskel wird von sich aus schnell wieder seine Grundspannung herstellen, aber Sie können auch ausprobieren, wie es ist, den Muskel wieder „einzuschalten".

Heben Sie wieder Ihr Bein an und tonisieren Sie den Muskel, indem Sie mit beiden Händen von der Mitte des Muskelbauches auswärts streichen, wieder in der Längsrichtung der Muskelfasern (siehe Zeichnung auf Seite 107 unten). Drücken Sie wieder mit demselben Druck Ihren Oberschenkel nach unten. Konnte Ihr Muskel dem Druck standhalten? Sie haben die Spindelzellen weit auseinander gezogen und sie sandten die

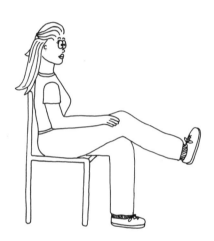

Heben Sie Ihr Bein an und halten Sie es ruhig in dieser Position. Üben Sie Druck auf die Mitte Ihres Oberschenkelmuskels aus, um zu testen, ob der Muskel „angeschaltet" ist.

Nachricht ans Gehirn: „Zu wenig Spannung!" Ihr Gehirn reagierte, indem es den Muskel sofort kontrahierte und ihn wieder stark machte.

Herzlichen Glückwunsch! Sie haben einen Muskel manipuliert und bezüglich seiner Funktionen vom Gehirn und vom Nervensystem die entsprechende Reaktion erhalten – Biofeedback per Muskeltest!

Sollten Sie nicht die erwarteten Ergebnisse erhalten haben, so trinken Sie ein Glas Wasser und wiederholen Sie den Vorgang mit stärkerem Zwicken in den Muskelbauch und/oder mit stärkerem Druck auf den Muskel. Wenn auch damit noch nicht die gewünschten Reaktionen ausgelöst werden konnten, sollten Sie sich darüber im Klaren sein, dass die Nachrichtenübermittlung von diesem Muskel zum Gehirn vielleicht nicht richtig funktioniert. Das ist kein Grund zur Beunruhigung; wenn Sie der Sache jedoch auf den Grund gehen wollen, suchen Sie einen ausgebildeten Kinesiologieanwender auf.[7] Reibungslose Bewegung ist immer das Ergebnis klarer Kommunikation zwischen Muskel und Gehirn.

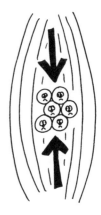

Um den Muskel zu sedieren kneifen Sie in den Muskelbauch. Die Spindelzellen melden ans Gehirn „zu viel Spannung" und das Gehirn verringert die Muskelspannung, der Muskel gibt nach.

Einfach, aber genial: der Muskeltest, das Biofeedbacksystem unseres Körpers

Kinesiologieanwender schätzen den Muskeltest als einfache, aber hervorragende Biofeedbackmethode. Etwa 95 Prozent der in unserem Körper gespeicherten Informationen sind unbewusst; der Muskeltest ermöglicht es uns, auf diesen Bereich zuzugreifen, und lässt uns unmittelbar ablesen, ob unser Gehirn oder unser Nervensystem unter Stress steht oder nicht. Muskeln haben ihre eigene Intelligenz und es ist vorteilhaft mit Hilfe des Muskeltests sicherzustellen, dass diese Intelligenz angemessen mit dem Gehirn kommuniziert. Durch einen Indikatormuskel können wir mit dem Muskeltest auch Über- bzw. Unterenergien lokalisieren. Bei fachgerechter Anwendung ist der Muskeltest auch sehr hilfreich zum Aufspüren und Aufarbeiten von Lernblockaden.

Ebenso wie Sie die Funktion Ihres Oberschenkelmuskels überprüft haben, können Sie auch andere Muskeln testen. Dadurch können Sie sich Feedback darüber verschaffen, wie die einzelnen Muskeln (und die Sinnesorgane) Sie bei bestimmten

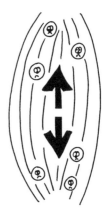

Um den Muskel zu tonisieren, streichen Sie von der Mitte des Muskelbauches nach außen. Die Spindelzellen melden, dass sie einen zu großen Abstand voneinander und somit „zu wenig Spannung" haben, und das Gehirn stärkt den Muskel.

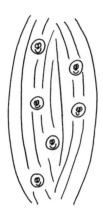

Hier haben die Spindelzellen „genau den richtigen" Spannungszustand – bis zur nächsten Meldung ans Gehirn.

Aufgaben unterstützen. Sie können gezielt mit „Rebellen" arbeiten und sie umerziehen, so dass sie besser in Ihrem Sinne funktionieren oder Schmerzen gelindert werden. So einfach die Technik des Kneifens und Ziehens der Spindelzellen auch erscheint, das folgende Beispiel zeigt, welch tief greifende Auswirkungen dieses Verfahren haben kann.

Nach einem Vortrag auf einem Kreuzfahrtschiff, bei dem ich meinen Zuhörern dieselbe Demonstration mit dem Oberschenkelmuskel gab, die auch Sie eben erlebt haben, kam eine Frau voller Freude zu mir. Sie hatte den Vortragsraum bereits verlassen und war einige Treppen hinuntergegangen, bevor sie bemerkte, dass sich etwas verändert hatte: Die chronischen Schmerzen in Ihrem Knie, die sogar der Grund für eine Operation gewesen waren, waren verschwunden. Da ich keine Medizinerin bin, kann ich nur vermuten, dass die Übung mit dem Oberschenkelmuskel genügte, um einige Bewegungsfunktionskreise in Ordnung zu bringen, und diese Neuprogrammierung veränderte die Art und Weise, in der der Oberschenkelmuskel das Knie unterstützte. Wäre es nicht schön, wenn alles so einfach wäre?! Und warum sollte es eigentlich nicht wirklich so einfach sein? Alles, was wir tun müssen, ist offen zu sein für die einfachen Lösungen. Ein *Touch-For-Health*-Kurs und/oder eine Sitzung bei einem qualifizierten Kinesiologieanwender, der an blockierten Gelenken arbeitet und sie in Fluss bringt, kann eine merkliche Veränderung der Körperhaltung, der Körperbalance und der Leistung bewirken. In der Zwischenzeit können aber auch die Integrationsübungen des nächsten Kapitels Sie einen Schritt weiterbringen.

Kapitel 8

Das Zusammenspiel von Gehirn und Körper optimieren

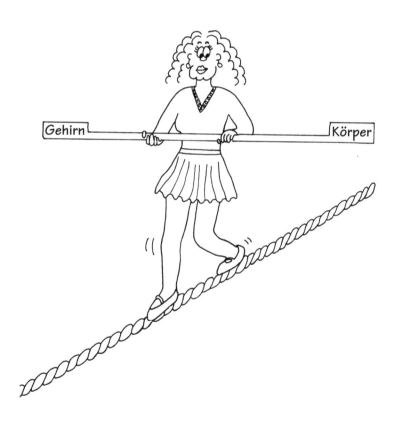

»... *wir entwickeln unsere neuralen Verbindungen als direkte Antwort auf unsere Lebenserfahrungen. Die Ausbildung von Fähigkeiten und eine Stärkung unseres Potentials gehen Hand in Hand. Wenn wir wachsen, wenn wir uns bewegen und wenn wir lernen, verbinden sich die Zellen unseres Nervensystems zu sehr komplexen Mustern von neuralen Pfaden. Diese Muster werden das ganze Leben hindurch organisiert und umorganisiert, und wir erhalten dadurch mehr Möglichkeiten, äußere Reize aufzunehmen und die unendlich vielen Tätigkeiten eines Menschenlebens auszuführen.*«

Carla Hannaford (in: *Bewegung – das Tor zum Lernen*, S. 19 f.)

Machen Sie sich startklar für volle Leistung!

Was unsere Körperelektrizität und unsere Emotionen betrifft, sind wir nun auf positive Veränderungen vorbereitet; bleibt uns noch zu klären, ob unser Körper bereit und in der Lage ist uns zu folgen. Werden uns alle Schaltkreise in unserem Körper unterstützen, indem sie die Energie frei und ungehindert fließen lassen?

Vergessen Sie nicht: Unter Stress zeigen sich bei jedem von uns die verschiedensten physiologischen Veränderungen, die die Kommunikation zwischen Gehirn und Körper und den reibungslosen Bewegungsablauf beeinträchtigen. Wir kehren zu unserem dominanten Gehirnorganisationsmuster zurück und sind nicht mehr in der Lage, mit unserem ganzen Gehirn zu entscheiden und mit optimaler Koordination zu handeln. Stressblockaden reduzieren uns auf konditionierte Reaktionsmuster, auf die wir keinen Einfluss mehr haben und die – ungeachtet der Tatsache, dass sie unerwünscht sind – tief in uns verwurzelt und mit einer dicken Myelinschicht umhüllt sind. Wir erleben den Sehnenschutzreflex (Versteifen der Muskeln auf der Körperrückseite vom Nacken bis hinunter zu den Fußgelenken, in Vorbereitung der Kampf-oder-Flucht-Reaktion). Wir atmen flacher, in unseren Kiefergelenken baut sich eine anhaltende Spannung auf und neben vielen anderen Stresssymptomen leiden wir oftmals unter chronischen Kopfscherzen.

Mit unserem bewussten Verstand und unserem Willen mögen wir integrierte, gut organisierte Reaktionen des ganzen Körpers anstreben – ohne eine Umstrukturierung der Kommunikationsnetzwerke zwischen Gehirn und Körper sind wir aber nicht in der Lage, die alten, automatisierten Verhaltensmuster loszulassen. Die nachfolgenden Übungen ermöglichen uns genau diese Umstrukturierung, auf dass wir wieder optimal funktionieren und gleichzeitig denken und handeln können.

Wiederholungen vertiefen die neurale Integration. Anders als bei Aerobic-Übungen, die wir sofort wieder verlernen, wenn sie nicht ständig trainiert werden, gilt für die Techniken zur Gehirnintegration: Je öfter Sie sie am Anfang praktizieren und damit verbesserte neurale Verbindungen schaffen, umso weniger müssen Sie anschließend tun, um sie zu erhalten. Machen Sie

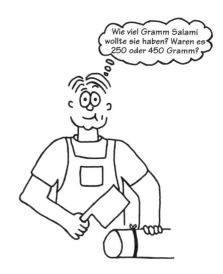

Fällt es Ihnen leicht oder schwer, zu denken und gleichzeitig zu handeln?

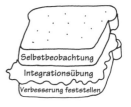

Erinnern Sie sich an unser Informations-Sandwich: Zuerst die Gebiete festlegen, die verbessert werden sollen, danach die Verbesserung ankern.

die Übungen langsam und bewusst. Vielleicht gehen Sie nochmals zurück auf Seite 31 und rufen sich das Prinzip des „Informations-Sandwich" und die Rolle der Vor- und Nachaktivität wieder ins Gedächtnis. Sie können aber auch einfach mit den Übungen beginnen und die Voraktivität auslassen.

Voraktivität: Gehirn-Körper-Integration

❏ Überlegen Sie sich eine Aktivität, für die Sie sich ein besseres Zusammenspiel von Gehirn und Körper wünschen (zum Beispiel: besser Tennis spielen).

❏ Stellen Sie die Aktivität als Rollenspiel dar und bringen Sie dabei Ihren ganzen Körper zum Einsatz. (Holen Sie zum Beispiel ganz bewusst mit Ihrem Arm zum Schlag aus.) Gehen Sie dann auf der Stelle und heben Sie dabei gleichzeitig ein Bein und den gegenüberliegenden Arm. (Auf der nächsten Seite können Sie nachlesen, was diese Übung bewirkt.)

❏ Machen Sie die Übungen zur Selbsteinschätzung (Noticing), die Sie bisher gelernt haben (besonders auf Seite 34). Notieren Sie sich, wie Ihr Körper agiert und reagiert.

Wenn Ihr Oberschenkelmuskel beim Spindelzell-Muskeltest auf Seite 106 wie erwartet reagiert hat, können Sie diese Methode für jede Stresssituation anwenden, in der es um die Körperkoordination geht.

Testen Sie „Halten" oder „Loslassen". Wenn bei einem dieser Tests eine andere Reaktion eintritt als bei der ersten Übung (auf Seite 106), bedeutet das, dass aufgrund des mit der Testsituation verbundenen Stresses in Ihren Muskeln neurologische Verwirrung entstanden ist.

❑ Denken Sie wieder an Ihre Aktivität und machen Sie wieder das Rollenspiel. Dann setzen Sie sich sofort hin und machen den Test mit dem Oberschenkelmuskel:

1. Heben Sie Ihr Bein an und üben Sie einen leichten Gegendruck aus, während Sie mit der Hand auf Ihren Oberschenkel drücken. Ihr Bein sollte dem Druck standhalten.
   ❑ Hält ❑ Gibt nach

2. Kneifen Sie in den Muskelbauch und drücken Sie wieder auf den Oberschenkel. Der Muskel sollte nachgeben.
   ❑ Hält ❑ Gibt nach

3. Streichen Sie auf dem Muskelbauch von der Mitte nach außen und testen Sie den Muskel noch einmal. Der Muskel sollte jetzt wieder stark sein.
   ❑ Hält ❑ Gibt nach

❑ Notieren Sie hier die Unterschiede:
   ❑ Der Muskel hielt nicht stand, als er sollte.
   ❑ Der Muskel gab nicht nach, als er sollte.

❑ Hier noch ein Test für die Körperkoordination: Halten Sie Ihre Nase mit der linken Hand und fassen Sie mit der rechten quer über Ihr Gesicht an Ihr linkes Ohr. Wechseln Sie jetzt: Die linke Hand fasst das rechte Ohr, und die rechte Hand hält die Nase. Wechseln Sie immer wieder. Verwirrt Sie das? Fällt es Ihnen leicht oder schwer, gleichzeitig zu denken und zu handeln?

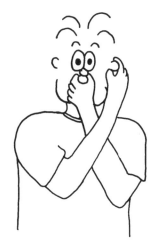

Wie steht es mit Ihrer Koordinationsfähigkeit? Fassen Sie Ohr und Nase mit der jeweils anderen Hand an und wechseln Sie schnell hin und her!

Übungen

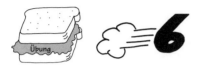

Überkreuzbahnung: Schnellstart für die Integration von Gehirn und Körper

Die Überkreuzbahnung, eine Technik aus *One Brain*, ist leicht zu erlernen und aktiviert die Kommunikation zwischen den beiden Gehirnhälften und dem ganzen Körper. (In manchen Fällen wird die Kommunikation auch von Grund auf wiederhergestellt.) Diese Technik regt das Gehirn an, zwischen integrierter (beidseitiger) Verarbeitung – dazu benutzen wir den Überkreuzgang (beidseitig) – und paralleler (einseitiger) Verarbeitung – dazu benutzen wir das homolaterale (gleichseitige) Gehen – hin- und herzuwechseln. Machen Sie diese Übung immer dann, wenn es Ihnen schwer fällt, zu denken und gleichzeitig etwas zu tun.

Jede Gehirnhälfte kontrolliert die gegenüberliegende Körperseite. Durch das bewusste Bewegen eines Armes und des gegenüberliegenden Beines über die Körpermittellinie hinweg aktivieren wir beide Gehirnhälften zur gleichen Zeit und errichten damit bessere, mit einer Myelinschicht umhüllte, neurale Verbindungen über das *Corpus callosum* hinweg. Diese Überkreuzbewegungen stimulieren das ganze Gehirn – das Vestibularsystem (Gleichgewichtsorgan), das Retikuläre Aktivierungssystem (das Weckrufsystem des Körpers), das Kleinhirn (zuständig für automatisierte Bewegungen), die Basalganglien (zuständig für bewusste Bewegungen), das limbische System (Emotionskontrolle) und die Stirnlappen (logisches Denken, Vernunft). Wie bereits erwähnt, erhöhen langsame Überkreuzbewegungen auch den Dopaminspiegel im Gehirn, der unsere Fähigkeit, Muster zu erkennen und schneller zu lernen, verbessert.

Wenn wir dann zu einer gleichseitigen Bewegung von Hand und Fuß wechseln, vertiefen wir die neuralen Vernetzungen, die sicher-

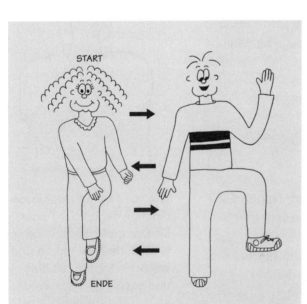

1. Machen Sie eine Runde Überkreuzbewegungen, indem Sie ein Bein und den gegenüberliegenden Arm heben.
2. Wechseln Sie zu gleichseitigen Bewegungen (Bein und gleichseitige Hand bewegen sich gleichzeitig).
3. Wechseln Sie sechs oder sieben Mal ab.
4. Schließen Sie immer mit der Überkreuzbewegung ab.

Übungen

stellen, dass wir schnell, problemlos und vollständig auf die benötigte Hemisphäre zugreifen können. Ziel ist, dass wir nie in einem bestimmten Muster der Gehirnkommunikation „feststecken". Vielfältige Verbindungen und sofortige Flexibilität sind die Schlüssel zur optimalen Integration von Gehirn und Körper!

Wenn Sie körperlich behindert sind, können Sie diese Technik auch im Sitzen oder liegend anwenden und nur kleine Arm- bzw. Beinbewegungen machen.

1. Wir beginnen mit dem Überkreuzgang (allgemein auch Überkreuzbewegung genannt), indem wir langsam und bewusst den rechten Arm über die Körpermittellinie führen und das gegenüberliegende (angehobene) Bein berühren (in diesem Fall den linken Oberschenkel). Wir senken dann diesen Arm und dieses Bein wieder ab, heben bewusst den anderen (linken) Arm an und berühren damit den rechten Oberschenkel. Führen Sie die Bewegungen paarweise sechs- oder siebenmal aus (das ist ein Satz); bewegen Sie sich bewusst und kontrolliert mit entspannten Schultern. Stellen Sie fest, ob das leicht und automatisch geht oder ob Sie dabei überlegen und sich anstrengen müssen.

2. Wechseln Sie zum einseitigen Gehen. Heben Sie einen Arm und das gleichseitige Bein langsam und bewusst zusammen an und lassen Sie sie wieder sinken. Heben Sie dann den anderen Arm und das gleichseitige Bein zusammen an und lassen Sie sie wieder sinken. Machen Sie sechs oder sieben Übungspaare (einen Satz). Dies aktiviert immer jeweils eine Hemisphäre. Stellen Sie fest, wie sich das anfühlt. Müssen Sie sich konzentrieren oder können Sie die Bewegungen problemlos ausführen?

3. Wechseln Sie zwischen einem Satz von Überkreuzbewegungen und einem Satz von einseitigen Bewegungen sechs- oder siebenmal ab oder so lange, bis der Übergang reibungslos klappt. Beenden Sie die Übung immer mit dem Überkreuzgang. Ziel ist, automatisch im Überkreuzgang gehen zu können (das bedeutet, die Körpermittellinie ohne Nachdenken überqueren zu können), aber auch problemlos innehalten und bewusst auf das einseitige Gehen umschalten zu können – ein wichtiger Schritt zur Verarbeitung neuer Informationen.

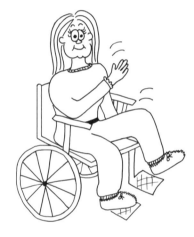

Falls Sie körperbehindert sind, können Sie diese Übung auch im Sitzen oder im Liegen durchführen, indem Sie nur minimale Arm- und Beinbewegungen machen.

Um das Überkreuzgehen abwechslungsreich und interessant zu gestalten, sind viele Varianten möglich (zum Beispiel hinter Ihrem Körper die jeweils gegenüberliegende Ferse berühren) und wenn die Bewegung automatisiert ist, kann man sie mit flotter Musik untermalen.

Für viele Menschen bedeutet es Stress, beide Seiten des Körpers und des Gehirns gleichzeitig zu benutzen. Dies ist in der Regel auf eine bestimmte Stressreaktion zurückzuführen, die uns bei bestimmten Herausforderungen nach einem spezifischen dominanten Gehirnorganisationsmuster handeln lässt.

Wenn Sie mit diesen Aktivitäten Schwierigkeiten haben, ist das ein Zeichen dafür, dass Sie ganz besonders von unseren Gehirn-Körper-Übungen und den daraus entstehenden besseren neuralen Verbindungen über das *Corpus callosum* profitieren werden. (Eine Sitzung bei einem speziell ausgebildeten Kinesiologen mit dem Ziel einer tieferen Neustrukturierung könnte Ihnen noch weiter helfen.)

Überkreuzgehen kann auch zu einem integrativen „Kehraus" eingesetzt werden. Denken Sie an eine Stresssituation (eine Präsentation, ein Verkaufsgespräch, eine Prüfung, eine Sitzung usw.), während Sie zwischen Überkreuzgang und einseitigem Gehen abwechseln, und setzen Sie zur Stressbewältigung noch zusätzlich positive Affirmationen ein. Beispiele für Affirmationen finden Sie auf Seite 167.

Die Reflexpunkte für Bewegungskoordination massieren

Ein wunderbarer Start in den Tag ist das Massieren der Reflexpunkte für Bewegungskoordination. Damit fördern Sie die Koordination Ihrer Körperbewegungen und der Balance. Sie sind zuständig für die Koordination der natürlichen, gegenseitigen Bewegung von Armen und Beinen, wie sie auch beim Überkreuzgang vorkommen. Dieser „Gangreflex", den wir sehr häufig brauchen, sorgt dafür, dass wir beim Gehen unseren rechten Arm gleichzeitig mit unserem linken Bein nach vorne bewegen und unseren linken Arm und unser rechtes Bein nach hinten. Entsprechend verfügen wir über Reflexe für den seitlichen Gang und für das Rückwärtsgehen, die uns bei diesen Bewegungen im Gleichgewicht halten und uns nicht unbeholfen wirken lassen. Diese Reflexpunkte stimulieren auch bestimmte Meridianenergiekreisläufe, die direkt ins Gehirn münden.

Die Reflexpunkte für Bewegungskoordination lassen sich leicht aktivieren:

1. Massieren Sie kräftig die Punkte auf Ihrem Fußrücken, etwas oberhalb der Zehenwurzeln, zwischen den Mittelfußknochen. (Wenn Füße Fingerknöchel hätten, befänden sie sich genau an dieser Stelle.) Bei den ersten Massagen können diese Punkte sehr empfindlich sein. Reiben Sie sie deshalb zunächst nur leicht und verstärken Sie den Druck, bis die Schmerzempfindlichkeit abklingt.
2. Massieren Sie des Weiteren die Punkte an den Seiten und an den Fußsohlen.

Denken Sie daran, Sie stimulieren eine ganze Reihe wichtiger Reflexpunkte und integrieren Körper und Gehirn für Laufen, Bewegung, Sport und Lernen! (Diese Technik stammt aus dem *Touch For Health* von John Thie.)

Mit der Fußmassage können Sie auch die Propriozeption für Gleichgewicht und Erdung stimulieren. Stehen Sie dazu auf einem Fuß und rollen Sie unter der Fußsohle des anderen Fußes einen Tennisball hin und her. Wechseln sie zwischen beiden Füßen ab.

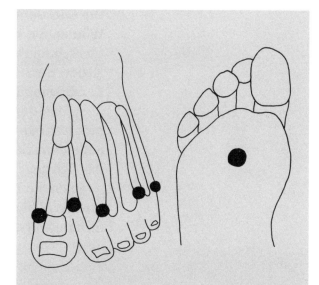

Reiben Sie die Punkte auf Ihrem Fußrücken direkt an den Zehenwurzeln, zwischen den Fußknochen, sowie die Punkte an den Fußsohlen und an den Seiten (siehe Abbildung) 15–20 Sekunden lang.

Den Sehnenschutzreflex lösen

Zur klassischen Stressreaktion gehört auch das Versteifen der Muskeln auf der Körperrückseite, von der Achillessehne im Fußgelenk bis zum oberen Ende der Wirbelsäule am Kopf, zur Vorbereitung der Kampf-oder-Flucht-Reaktion. Dies kann zum Verlust von Flexibilität führen. Diese Spannung kann durch Längungsübungen für die Beine, die Schultern, die Wirbelsäule sowie die Bauch- und Rückenmuskeln gelöst werden. Das Lösen des Sehnenschutzreflexes balanciert unser Gehirn und beeinflusst unsere mentalen und emotionalen Stressreaktionen. Die Flexibilität der Wirbelsäule steht für unsere Fähigkeit zur Anpassung: biegsam zu sein anstatt zu zerbrechen. Die nachfolgenden Übungen zeigen, dass eine flexible Wirbelsäule auch das Fließen der Rückenmarksflüssigkeit anregt.

Die Rückenmarksflüssigkeit in Bewegung bringen

Würden Sie es für möglich halten, dass sanftes Vor- und Zurückschaukeln auf Ihrem Steißbein Großartiges für Ihr Gehirn leistet? Ihr Steißbein bzw. Ihr Kreuzbein ist die Pumpe, die die Cerebrospinalflüssigkeit durch Ihr Zentralnervensystem nach oben und durch Ihr Gehirn pumpt. Diese Flüssigkeit transportiert Nährstoffe, Hormone und Neurotransmitter. Sie entfernt außerdem Giftstoffe aus dem Zentralnervensystem und kühlt das Gehirn.

Seien Sie bitte vorsichtig! Wenn Sie ein Problem mit Ihrem Rücken haben, wandeln Sie die Übung so ab, dass Sie sich einfach nur vorsichtig auf einem Stuhl hin- und herbewegen.

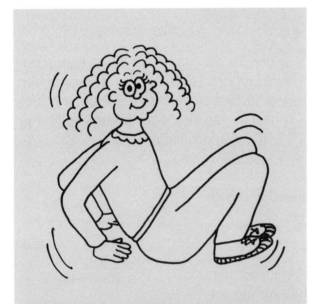

Setzen Sie sich auf Ihr Steißbein und schaukeln Sie sanft mit kreisender Bewegung.

1. Setzen Sie sich auf den Boden. Stützen Sie sich mit den Händen hinter Ihrer Hüfte ab, die Fingerspitzen zeigen nach vorne.
2. Heben Sie vorsichtig Ihre Füße vom Boden ab und schaukeln Sie auf Ihrem Steißbein vor und zurück. Schaukeln Sie vor und zurück und auch im Kreis, bis Sie sich weniger angespannt fühlen.

Das sanfte Schaukeln auf dem Steißbein hilft nach einem langen Tag am Schreibtisch Verklemmungen der Rückenwirbel zu lösen und wirkt sich außerdem positiv auf die allgemeine Körperkoordination aus. Wenn Sie das Bedürfnis haben, auf Ihrem Stuhl hin- und herzurutschen, so unterdrücken Sie dieses Bedürfnis nicht. Tun Sie es einfach! Diese Übung findet sich sowohl in *Brain-Gym*® (hier wird sie *Beckenschaukel* genannt) als auch in *Hyperton-X*.

Der Energetisierer

Diese Übung entspannt die Wirbelsäule, löst die Bauch- und Rückenmuskulatur und kann leicht und problemlos am Schreibtisch ausgeführt werden. Sie hält die Wirbelsäule geschmeidig, flexibel und entspannt und löst verklemmte Rückenwirbel.

1. Legen Sie Ihre Hände flach auf den Schreibtisch und legen Sie Ihre Stirn zwischen Ihre Hände; beugen Sie hierbei Ihre Wirbelsäule. Atmen Sie jetzt alle Spannungen einfach aus.
2. Schieben Sie Ihren Nacken beim Einatmen nach vorne (stellen Sie sich vor, Sie würden mit Ihrer Nase einen Ball anschieben), heben Sie Ihren Kopf sanft an, zuerst die Stirn, dann Hals und Oberkörper. Ihr Unterkörper und Ihre Schultern bleiben entspannt. Strecken Sie Ihren Rücken Wirbel für Wirbel.
3. Beim Ausatmen führen Sie die Bewegungen in umgekehrter Reihenfolge aus: Beugen Sie die Wirbelsäule nach vorne, lassen Sie Ihr Kinn auf die Brust sinken und dehnen Sie damit Ihre Nackenmuskulatur. Beginnen Sie die Übung im fließenden Übergang wieder von vorne und wiederholen Sie sie mehrere Male.

Der *Energetisierer* wurde für *Brain-Gym®* entwickelt.

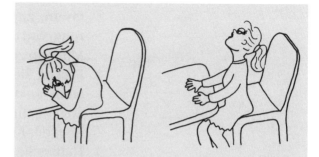

Energetisierer
1. Beugen Sie sich mit gekrümmtem Rücken nach vorne und legen Sie den Kopf zwischen Ihre Hände.
2. Beim Einatmen schieben Sie Ihren Nacken nach vorne und heben Ihren Kopf langsam und vorsichtig an; krümmen und strecken Sie dabei Ihren Rücken.
3. Beim Ausatmen machen Sie die Bewegung in die umgekehrte Richtung und lassen dabei Ihr Kinn auf Ihre Brust sinken; damit längen Sie die Rückseite Ihres Nackens.

Die Beinmuskulatur lösen

Hier eine weitere Übung, dieses Mal wieder aus *One Brain*, die den Sehnenschutzreflex neu strukturiert, die Gehirnbasis entspannt und Ihren Bewegungsradius erweitert.
1. Heben Sie Ihr Bein mit gebeugtem Knie so weit wie möglich an, bis es die Brust berührt. Merken Sie sich den Bewegungsradius, den Ihre Unterschenkelflexoren (auf der Rückseite Ihres Oberschenkels) zulassen.
2. Packen Sie nun energisch Ihre Achillessehne an der Rückseite Ihres Fußgelenks, zwischen Ferse und Wade. Zur weiteren Muskelentspannung können Sie auch den Wadenmuskel selbst in vertikaler Richtung, also entlang dem Verlauf der Muskel-

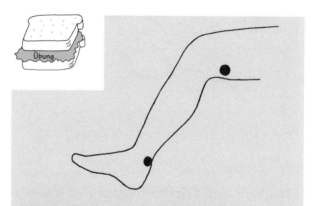

Lösen der Beinmuskulatur
1. Packen Sie Ihre Unterschenkelflexoren hinter dem Knie.
2. Packen Sie Ihre Achillessehne. Bewegen Sie dabei auch Ihren Fuß!

fasern, zupfend massieren. Wie bei der Spindelzellaktivierung wird dadurch die Botschaft an Ihr Gehirn gesandt, diese Muskeln zu entspannen.

3. Packen Sie als nächstes Ihre Unterschenkelflexoren an der Stelle, an der Sie zwei Mulden hinter Ihrem Knie ertasten; die Stelle befindet sich wenige Zentimeter in Richtung Gesäß über der Kniekehle.

4. Heben Sie wieder Ihr Bein mit gebeugtem Knie so weit wie möglich an und achten Sie darauf, ob Sie Ihr Bein jetzt problemlos weiter anheben können als beim ersten Versuch. Wiederholen Sie das Festhalten bzw. die Zupfmassage so lange, bis Sie eine erhöhte Flexibilität feststellen können. Verfahren Sie mit Ihrem anderen Bein genauso.

Die Nacken- und Schultermuskulatur lösen

Der Nacken ist ein Hauptangriffspunkt für Stress. Wenn wir uns mit dem Gehör beschäftigen, werden wir nochmals auf den Nacken zu sprechen kommen. Zunächst aber eine einfache Entspannungsübung:

1. Lassen Sie Ihr linkes Ohr sanft auf Ihre linke Schulter sinken, aber nur so weit, wie dies ohne Stress möglich ist. Ihre Arme hängen locker seitlich am Körper herab.

2. Führen Sie Ihren rechten Arm hinter Ihren Körper auf Ihren Rücken, um die Spannung in Ihrem rechten Nackenmuskel zu verstärken. Atmen Sie tief, während Sie diese Position für mindestens 30 Sekunden beibehalten. Wiederholen Sie die Übung mit der anderen Seite.

3. Neigen Sie Ihren Kopf sanft in Richtung Ihrer Brust. Bewegen Sie Ihren Kopf langsam im Halbkreis von einer Schulter zur anderen. Halten Sie die Dehnung einige Sekunden an den Punkten, die sich besonders gestresst oder verspannt anfühlen.

Unser Nacken ist sehr verwundbar; rollen Sie ihn niemals in einem geschlossenen Kreis und machen Sie keine ruckartigen Bewegungen. Bewegen Sie ihn stets langsam und vorsichtig.

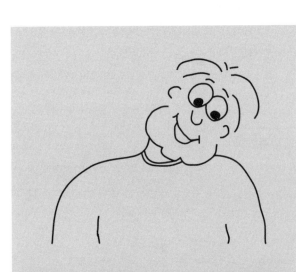

Nacken- und Schultermuskulatur lösen
1. Lassen Sie Ihr linkes Ohr sanft auf Ihre Schulter sinken.
2. Legen Sie Ihren rechten Arm auf Ihren Rücken und verstärken Sie damit die Entspannung Ihres rechten Nackenmuskels.

Spannungen und Kopfschmerzen einfach wegreiben

Spannungskopfschmerzen werden oft durch emotionalen Stress ausgelöst, der die vorderen Nackenmuskeln schwächt und so die hinteren Nackenmuskeln veranlasst, zu stark zu kontrahieren. Um diese blockierte Körperenergie wieder ins Gleichgewicht zu bringen, machen Sie sich am besten mit den im Folgenden genannten neurolymphatischen Massagepunkten aus *Touch For Health* bekannt. Wenn die Punkte schmerzempfindlich sind, massieren Sie sie zunächst sanft und steigern Sie den Druck, bis die Schmerzempfindlichkeit abklingt.

1. Die hinteren Punkte befinden sich dort, wo der Nacken in den Kopf übergeht, beiderseits des obersten Wirbels.
2. Die vorderen Punkte liegen unterhalb der Schlüsselbeine, auf halben Weg zwischen Brustbein und Schulteraußenseite.
3. Die Punkte auf den Oberschenkeln sind bekannt dafür, dass Sie Kopfschmerzen lindern, die durch Schlackenansammlung im Körper ausgelöst werden. Diese wichtigen Akupunkturpunkte des Gallenblasenmeridians finden Sie, indem Sie sich aufrecht hinstellen und Ihre Arme zu beiden Seiten Ihres Körpers locker herunterhängen lassen, sodass sie die Oberschenkel seitlich berühren. Tasten Sie, ohne sich nach der Seite zu beugen, mit Ihrem Mittelfinger nach einem empfindlichen Punkt auf Ihrem Oberschenkel. Suchen Sie die empfindliche Stelle! Wenn Sie keine solche Stelle finden (was bei Männern häufiger vorkommt als bei Frauen), dann freuen Sie sich und massieren Sie die Punkte dennoch. Massieren Sie sieben Sekunden lang und pausieren Sie dann für sieben Sekunden. Wiederholen Sie die Massage.

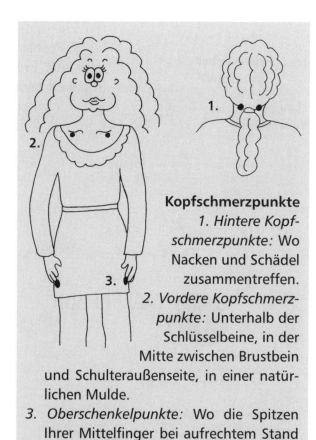

Kopfschmerzpunkte
1. Hintere Kopfschmerzpunkte: Wo Nacken und Schädel zusammentreffen.
2. Vordere Kopfschmerzpunkte: Unterhalb der Schlüsselbeine, in der Mitte zwischen Brustbein und Schulteraußenseite, in einer natürlichen Mulde.
3. Oberschenkelpunkte: Wo die Spitzen Ihrer Mittelfinger bei aufrechtem Stand an der Außenseite der Oberschenkel zwei empfindliche Stellen finden.

Schläfenmuskel (Temporalis)

Kaumuskel (Masseter)

Gähnen entspannt unser Kiefergelenk!

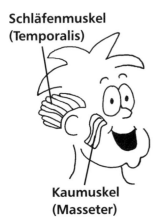

Gähnen Sie tief und laut und atmen Sie dabei tief in Ihr Zwerchfell. Atmen Sie dann vollständig aus.

Gähnen

Vergessen Sie alles, was man Ihnen über das Gähnen beigebracht hat. Es gilt zwar als unhöflich, aber Gähnen ist gut für Sie! Ihr Körper befriedigt damit sein Bedürfnis nach frischem Sauerstoff, führt dem Gehirn Energie zu, entledigt sich überflüssigen Kohlendioxyds und entspannt damit hervorragend verkrampfte Kiefergelenke.

Wenn wir uns zu sehr konzentrieren oder aber unter Stress stehen, können sich die Kau- und Schläfenmuskeln, die die Bewegung des Kiefers steuern, verspannen. Dies kann zu nächtlichem Zähneknirschen und zu Spannungskopfschmerzen führen. Vielen medizinischen und zahnmedizinischen Problemen liegen Probleme im Temporalmandibulargelenk (Kiefergelenk) zugrunde. In diesem Gelenk finden sich mehr Nervenenden als in jedem anderen Gelenk und dieses Gelenk in der energetischen Balance zu halten ist die Voraussetzung für die Verarbeitung von Sinneswahrnehmungen und für die Fähigkeit sich auszudrücken.

Ein herzhaftes Gähnen (wenn Sie wollen, können Sie höflichkeitshalber die Hand vor den Mund halten) hilft diese Muskeln zu entspannen und beugt Problemen vor. Es hat sich auch gezeigt, dass Gähnen die Entgiftung fördert, die Produktion von Tränenflüssigkeit anregt (gut für trockene, gestresste Augen) und den Körper von Kopf bis Fuß entspannt.[1] Nebenbei tut es einfach gut.

Gähnen Sie laut, herzhaft und ausgiebig und massieren Sie dabei Ihr Kiefergelenk. Ihr ganzer Körper wird es Ihnen danken. Alle Modelle zur Verbesserung der Sehfähigkeit, einschließlich Janet Goodrichs *Natürlich besser sehen*, empfehlen das Gähnen.

Atmen Sie tief!

Um den Vorgang des Atmens haben sich ganze Therapieformen entwickelt. Keine Behandlung des Atmens wäre vollständig ohne das wirklich tiefe Atmen zu erwähnen. Ein Grund dafür ist, dass zwei Drittel der Zellen, die Sauerstoff in das Blut abgeben, im unteren Drittel der Lunge liegen. Atmen Sie deshalb tief, gleichmäßig und mit dem Zwerchfell. Sie versorgen damit Ihren Körper und Ihr Gehirn mit Sauerstoff und entlasten gleichzeitig Ihre Lungen und Ihr Herz, massieren Ihre inneren Organe und regen Ihr Lymphsystem an (Abtransport von Schlacken). Achten Sie darauf, dass Ihr Bauchraum sich beim Einatmen ausdehnt und sich beim Ausatmen zusammenzieht und dadurch die Lungen vollständig entleert werden.

Nachaktivität: Gehirn-Körper-Integration
Denken Sie an Ihre Herausforderung. Machen Sie sich die physiologischen Reaktionen Ihres Körpers bewusst und wie Sie sich fühlen. Bemerken Sie einen Unterschied zur Voraktivität?

Stellen Sie die Situation als Rollenspiel dar und bringen Sie auch jetzt wieder Ihren ganzen Körper zum Einsatz. Fühlt es sich anders an?

Machen Sie ein paar Überkreuzbewegungen zur Aktivierung beider Hemisphären. Fällt es Ihnen leichter als vorher?

Setzen Sie sich schnell hin und wiederholen Sie den Test mit dem Oberschenkelmuskel.
1. Heben Sie Ihr Bein an und drücken Sie auf Ihren Oberschenkel – das Bein sollte halten.
2. Kneifen Sie in den Muskelbauch und drücken Sie wieder auf Ihren Oberschenkel. Der Muskel sollte nachgeben.
3. Streichen Sie auf dem Muskelbauch von der Mitte nach außen und testen Sie den Muskel noch einmal. Der Muskel sollte jetzt wieder stark sein.

- ❏ Notieren Sie hier die Unterschiede:
  - ❏ Der Muskel hält jetzt, wenn er das soll.
  - ❏ Der Muskel gibt jetzt nach, wenn er soll.

- ❏ Koordinationstest: Halten Sie Ihre Nase mit der linken Hand und fassen Sie mit der rechten quer über Ihr Gesicht an Ihr linkes Ohr. Wechseln Sie jetzt – die linke Hand fasst das rechte Ohr und die rechte Hand hält die Nase. Wechseln Sie immer wieder. Fällt es Ihnen jetzt leichter zu denken und gleichzeitig zu handeln?

Welche Unterschiede zur Voraktivität haben Sie festgestellt?

Gibt es Reaktionen, die Sie gerne noch weiter verbessern würden?

Kapitel 9

Die Sinne schärfen

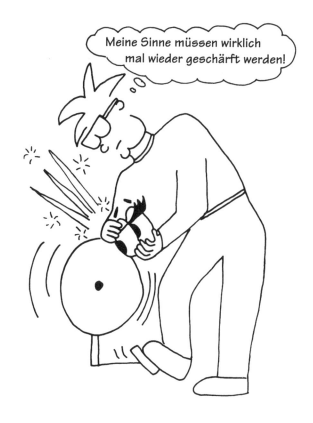

»Sehen ist eine erlernte Fähigkeit, die Aufmerksamkeit erfordert. Mit dem Sehen verhält es sich ebenso wie mit der Aufmerksamkeit: Beides muss ständig wieder auf das Objekt konzentriert werden, wir müssen ständig neu fokussieren. Wir wechseln ständig zwischen Nähe und Ferne, zwischen verschiedenen Farben, Linien und Formen, zwischen unserer inneren Vorstellungs-, Gefühls- und Gedankenwelt und der Welt der äußeren Wahrnehmungen.

Das Sehen ist für Sehende und Blinde gleichermaßen der zentrierende und organisierende Faktor der Persönlichkeit. Ein gesundes Sehvermögen setzt die Fähigkeit voraus, das Bild, das mit dem linken Auge gesehen wird, und das Bild, das mit dem rechten Auge gesehen wird, zusammenzubringen. Zum gesunden Sehvermögen gehört auch die Koordination des Sehens mit dem Hören, dem Fühlen und dem Gleichgewicht. Die Gesamtheit des Sehens ist somit unermesslich viel größer als die Summe der Einzelteile.«

Gail und Paul Dennison (in: *Vision, the Centering and Organizing of the Self,* Brain Gym Journal, Bd. 8, Nr. 2, Sommer 1994)

Seien Sie „scharf-sinnig"!

Das nächste Teil im Puzzle der Gehirn-Körper-Integration ist die Integration der Sinne. Wahrscheinlich sind unsere beiden Gehirnhälften jetzt gut integriert, aber wie sieht es mit unseren Sinnesorganen aus? Arbeiten und kommunizieren sie integriert, klar und effektiv?

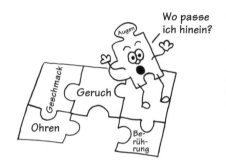

Alle Sinne müssen zusammenarbeiten, wie die Einzelteile eines Puzzles zusammenpassen müssen, um ein Gesamtbild zu ergeben.

Wir haben bereits erörtert, wie unsere kognitiven Wahrnehmungen von Emotionen in der Amygdala interpretiert werden. Wie werden dann Emotionen und Stress auf der Ebene der Sinnesorgane zum Ausdruck gebracht? Immer dann, wenn wir die klassische Stressreaktion erleben und die neuralen Spuren der Erinnerung an ein bestimmtes Ereignis in eine Stressblockade eingeschlossen werden, werden auch die Blickrichtung, was wir gehört haben und die Muskeln, die daran beteiligt waren, zusammen mit den dazugehörigen Emotionen in diesen Blockadekreislauf mit eingeschlossen. Wenn es uns Stress verursacht, in eine bestimmte Richtung zu blicken, oder wenn dies körperliche Reaktionen auslöst, bedeutet das, dass wir im entscheidenden Moment etwas anderes sehen oder hören wollten als das, was wir dann tatsächlich sahen oder hörten, oder dass wir umgekehrt etwas nicht sehen oder hören wollten, das uns aber aufgezwungen wurde. Wir können uns dafür entscheiden, lieber blind oder taub zu werden und von diesem Moment an ein optimales Arbeiten der betreffenden Sinnesorgane zu verhindern, als uns mit dem Stress dieses Ereignisses auseinander zu setzen. Mit dem Wissen um diese Zusammenhänge können wir die Verarbeitung unserer Sinneswahrnehmungen verbessern, indem wir die mit den alten Erinnerungsmustern gekoppelten Blockaden aufspüren und ablösen. Anschließend können wir die mit der Verarbeitung der Sinneswahrnehmungen gekoppelten Energiekreisläufe neu strukturieren.

Werden Sie sich Ihrer Sinne bewusst

Unsere Sinnesorgane liefern uns alle Informationen über die äußere Welt. Sie warnen uns, wenn Gefahr droht, und verhelfen uns auch zu angenehmen Wahrnehmungen. Sie grenzen uns gegen unsere Umgebung ab und sind die Vorboten der klassischen Stressreaktion.

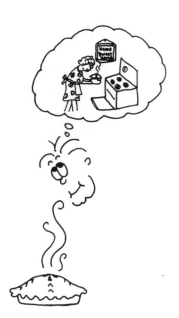

Manche Düfte wecken starke emotionale Erinnerungen.

In diesem Kapitel steht die Verbesserung des Sehens (Seite 130) und des Hörens (Seite 135) im Vordergrund. Im nächsten Kapitel geht es dann um die kinästhetische Sinneskoordination und die Feinmotorik. Unsere anderen Sinne sind jedoch nicht weniger wichtig und müssen hier auch unbedingt erwähnt werden. So lassen uns die Rezeptoren in der Haut, der Zunge und der Nase Berührung, Geschmack und Geruch wahrnehmen.

Geschmack und Geruch sind starke, miteinander verflochtene Auslöser. Sie werden auch chemische Sinnesorgane genannt, da beide auf chemische Moleküle reagieren.[1] Beim Geruch geht die Information direkt zu den emotionalen Zentren des Gehirns; sie wird nicht über die Zwischenstation für Sinneswahrnehmungen, den Thalamus geleitet.[2] Es ist daher nicht verwunderlich, dass einige Wissenschaftler Geruchs- und Geschmackssinn für unsere unmittelbarsten Sinne halten und dass viele unserer Vorlieben und Abneigungen das Ergebnis emotionaler, mit Nahrungsmitteln und Gerüchen gekoppelter Erinnerungen sind. Einige Nahrungsmittel rufen nicht nur Erinnerungen wach, sie wirken auch anregend auf unser Gehirn. Dies ist natürlich individuell sehr verschieden, man hat jedoch herausgefunden, dass bestimmte Gerüche wie Zitronen- oder Pfefferminzduft die Gehirnaktivität anregen. Manche Forscher bringen Milch mit Entspannung in Verbindung und Zimt mit der sexuellen Erregung des Mannes.

Der Geschmackssinn ist eine Erweiterung des Geruchsinnes. Es ist doch faszinierend, dass die Zunge nach innen den Geschmack von Nahrung wahrnimmt und nach außen Worte formt. Ihre Oberfläche ist von Millionen Geschmacksnerven bedeckt, die den Unterschied zwischen süß und sauer, salzig und bitter herausarbeiten. Süß und salzig werden an der Zungenspitze identifiziert, sauer an den Seiten und bitter im hinteren Teil. Auch die *Beschaffenheit* der Nahrung wird verarbeitet. Viele Ausdrücke, die unsere Emotionen betreffen, stammen deshalb aus dem Bereich des Geschmacks: So können Erfahrungen bitter sein, eine Beziehung kann voller Würze oder fad sein; wir finden Geschmack an etwas oder können eine Sache nur schwer verdauen.

Berührung: Die Haut ist unser größtes Organ und Berühren oder Berührtwerden liefern unserem Gehirn entscheidende Informationen, die unser Verständnis von der Welt prägen. Berührung trägt mit zum Wachstum bei, denn es regt die Produktion von Acetylcholin, einem Wachstumshormon, an. Berührungen im Gesicht und an den Händen sind besonders wichtig, denn hier befinden sich sehr viele Nervengeflechte, die direkt ins Gehirn leiten.

Propriozeption: Auch in unseren Muskeln befinden sich Sinnesrezeptoren (dazu zählen auch die Spindelzellen), die unserem Gehirn mitteilen, wie stark die Muskelspannung ist und in welche Richtung sich die Muskeln bewegen, sodass wir ohne hinzusehen wissen, wo sich unsere Arme und Beine befinden.

Wenn es um die Sinne geht, denken die meisten von uns jedoch zuerst an Sehen und Hören.

Sehen: Das Auge ist wie eine Fernsehkamera. Licht fällt ein, wird von der Linse gebündelt und produziert ein auf dem Kopf stehendes Bild auf die abgedunkelte hintere Wand der Netzhaut. Diese Abbildung wird dann in elektrische Impulse umgewandelt und über den Sehnerv ans Gehirn gesandt. Dabei sollte man nie vergessen, dass Sehen nicht einfach ein Produkt nur unserer „Körperkamera" ist: Von dem, was wir sehen und „wie wir die Welt sehen", nehmen wir nur 4 Prozent über die Augen auf – die restlichen 96 Prozent werden vom Gehirn produziert.[3]

Hören: Das Ohr ist wie ein Mikrofon. Es nimmt Schallwellen auf, die zuerst das Trommelfell in Schwingung versetzen, verstärkt diese Schwingungen im Mittelohr auf mechanischem Wege um das Zweiundzwanzigfache und gibt diese dann in Wellen durch die Flüssigkeit in der Schnecke im Innenohr weiter, indem winzige Härchen in Bewegung versetzt werden. Diese Bewegung wandelt die Schwingungen in elektrische Impulse um, die dann über den Hörnerv an das Gehirn geleitet werden.

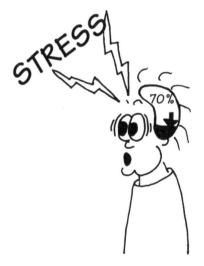

Unter Stress reduziert unsere dominante Hemisphäre Ihre Leistung um 70 Prozent.

Unsere Wahrnehmung von der Welt ist individuell völlig verschieden, denn alle Sinneswahrnehmungen werden von unseren Glaubensmustern und Emotionen beeinflusst, bevor wir schließlich zu unserer bewussten „Wahrnehmung" eines Ereignisses gelangen. Ein Teil dieser individuellen Einzigartigkeit spiegelt sich in unserem persönlichen Gehirnorganisationsmuster. Auf Seite 36 haben wir unser persönliches Gehirnorganisationsprofil erkundet und wenn wir unter Stress stehen, kehren wir zu einem geschlossenen Stressreaktions-Kreislauf zurück – ein Zustand, in dem wir nicht integriert denken und handeln können, sondern automatisch in unsere negativen Verhaltensmuster abgleiten. Carla Hannaford führt in Ihrem Buch *Mit Auge und Ohr, mit Hand und Fuß* aus, dass unter Stress 70 Prozent unserer nichtdominanten Sinne und Gehirnfunktionen abschalten. Mit den Übungen zur Gehirn-Körper-Integration können wir diese Negativmuster auflösen. Lernen Sie, Ihre Sinne beidseitig anzuschalten und sie in jeder Situation voll zu nutzen.

Sehen

Eigentlich ist es ein Wunder, dass wir sehen und auch handeln! Was wir sehen ist im Grunde das Ergebnis einer komplexen Synthese von Informationen, die unser Gehirn vollzieht, wobei es gleichzeitig noch die „weißen Flecken" ausfüllt!

Eines der ersten Probleme, mit denen sich das Gehirn auseinander setzen muss, ist, dass es gleichzeitig Signale von zwei Augen erhält, von denen jedes die Welt etwas anders betrachtet. Unser visueller Kortex verarbeitet die Informationen, indem er durch Vergleichen und Integration der Informationen eines jeden Auges ein Bild zusammensetzt. Die Bilder, die von den Augen hereinkommen und umgekehrt auf die Rückseite der Netzhaut projiziert werden, müssen übertragen werden. Ebenso wie ein Computerbildschirm sein Bild mit der Seitenbewegung immer neu aufbaut, muss auch die visuelle Abbildung an den Stäben (Lichtdetektoren) und Zapfen (Farbdetektoren) der Netzhaut ständig „aufgefrischt" werden, da wir sonst ein bestimmtes Bild nicht mehr wahrnehmen könnten. Um lernen zu können, dürfen wir nicht auf eine Buchseite starren: Wir müssen unsere Augen bewegen, um unseren Sehapparat anzuregen. Damit erhöhen wir visuelle Wahrnehmung und Verständnis.

Jedes Auge verfügt über ein Sehfeld von ungefähr 120 Grad, mit einer Überschneidung der Sehfelder beider Augen in der Mitte von 60 Grad; in diesem Bereich müssen beide Augen für binokulares Sehen kooperieren. Findet zwischen den beiden Hemisphären keine reibungslose Kommunikation statt, streiten die Augen um die Dominanz in diesem Überschneidungsfeld und schalten immer wieder an und ab. Schwierigkeiten

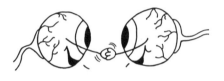

Es ist großartig, mit dir zusammenzuarbeiten.

Die Augen können´s!

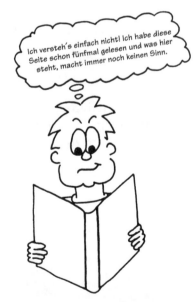

Ist Ihnen das auch schon passiert?

beim Lesen sowie das Vertauschen von Buchstaben ist meist das Ergebnis von nicht vorhandener Integration im visuellen Mittelfeld. Auch das Fernsehen mit seinen zweidimensionalen Bildern beeinträchtigt die visuelle Entwicklung eines Kindes. Zwar entwickeln sich Kinder ohnehin sehr unterschiedlich, aber bedenklicherweise erreichen viele „normale" Kinder erst im Alter von acht Jahren eine visuelle Kooperation im Mittelfeld. Bis zu diesem Zeitpunkt ist Lesen für diese Kinder ein Stressfaktor.

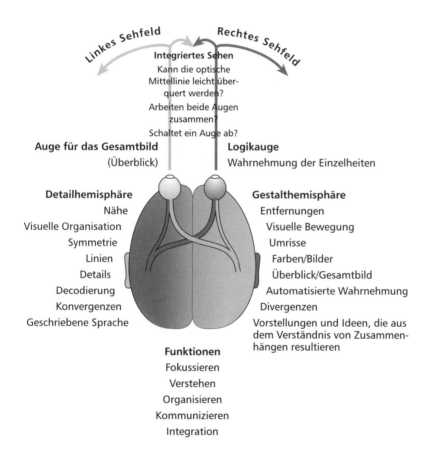

Schematisierte Darstellung der Sehverarbeitung durch das Gehirn. Wenn der Kommunikationsfluss über das *Corpus callosum* hinweg funktioniert, können visuelle Informationen aus beiden Hemisphären integriert verarbeitet werden. Wir sehen das Gesamtbild und gleichzeitig die Einzelheiten.

Das linke Auge leitet den größten Teil seiner Informationen an die rechte Hemisphäre (gewöhnlich die Gestalthälfte), das rechte Auge an die linke Hemisphäre (normalerweise die Logikhälfte). Wenn keine gesundheitlichen Störungen vorliegen, arbeiten die beiden Hemisphären normalerweise (wenn auch manchmal „zähneknirschend") als „Gespann", wobei eine Seite dominant ist und die Kontrolle ausübt.

Die vereinfachte Abbildung auf Seite 131 zeigt die jeder Hemisphäre zugeordneten visuellen Aufgaben. Außerdem sind die Funktionen bei ungehindertem Informationsfluss zwischen den Hemisphären dargestellt. Im optimalen Fall wollen wir alle Einzelheiten im Kontext des Gesamtbildes sehen und mit anderen Sinnesinformationen – wie Geruch, Geräusche, Temperatur usw. – in Zusammenhang bringen können.

Um stressfreie Bewegungen im visuellen Mittelfeld zu erreichen, müssen wir Übungen aussuchen, die das Nah-fern-Fokussieren ohne Verkrampfung möglich machen und stressfreies Sehen mit dem ganzen Gehirn ermöglichen.

Voraktivität Sehen
Stellen Sie fest, ob Ihre Augen unter Stress stehen. Führen Sie die nachfolgenden Übungen durch und vermerken Sie, ob Sie sich dabei in irgendeiner Weise unwohl fühlen, ob Ihre Augen sehr angestrengt sind oder ob sich irgendein Symptom verschlimmert. Kreuzen Sie das entsprechende Feld an:

- ❏ Schauen Sie nach oben   ❏ Schauen Sie nach unten
- ❏ Schauen Sie nach links   ❏ Schauen Sie nach rechts
- ❏ Halten Sie Ihr rechtes Auge zu
- ❏ Halten Sie Ihr linkes Auge zu
- ❏ Bewegen Sie Ihre Augen wie beim Lesen von links nach rechts (20 Mal)
- ❏ Blicken Sie in die Nähe   ❏ Blicken Sie in die Ferne
- ❏ Bewegen Sie Ihre Hand seitlich Ihres Kopfes hin und her und schauen Sie dabei nach vorne (peripheres Sehen)
- ❏ Lesen Sie laut   ❏ Lesen Sie leise

Übungen

Die *Liegende Acht* für die Augen

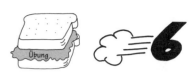

Gönnen Sie Ihren Augen eine kleine Erholungspause; sie wird Ihnen helfen, besser zu lesen und zu verstehen! Dazu machen Sie eine Bewegung[4], die schon seit vielen Jahren im Sonderschulunterricht zur Integration des visuellen Mittelfeldes und zur Verbesserung der Augen-Hand-Koordination eingesetzt wird.

Strecken Sie Ihren Arm nach vorne aus (die Entfernung vom Gesicht sollte bei Erwachsenen 30–35 Zentimeter betragen, bei Kindern etwa 50 Zentimeter) und halten Sie Ihren Daumen nach oben in Höhe Ihrer Nase. Fixieren Sie Ihren Daumen und folgen Sie ihm mit den Augen, während Sie mit ihm sorgfältig die *Liegende Acht* in die Luft malen. Bewegen Sie Ihre Hand immer in der Mitte, vor Ihrer Nase, nach oben und an den Seiten nach unten. Achten Sie darauf, dass Ihre Augen sich bewegen – halten Sie Ihren Kopf ganz ruhig und dehnen Sie Ihre Augenmuskeln. Wenn Ihnen irgendeine Augenposition Unwohlsein oder Anstrengung verursacht, dann halten Sie Ihre *Positiven Punkte* so lange, bis der Stress nachlässt.

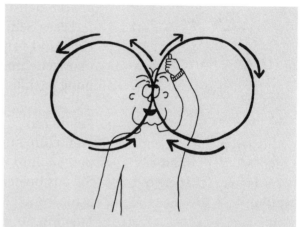

1. Halten Sie Ihren Arm ausgestreckt vor sich, der Daumen zeigt nach oben.
2. Malen Sie eine Liegende Acht, wobei Sie immer von der Mitte aus nach oben fahren.
3. Dehnen Sie bewusst Ihre Augenmuskeln.
4. Machen Sie die Übung erst mit jeder Hand einzeln, dann mit beiden Händen zusammen.

Machen Sie die *Liegende Acht* dreimal mit jeder Hand und dreimal mit verschränkten Händen. Wiederholen Sie die Übung so oft, bis die Augen reibungslos laufen. Wenn Sie Ihre sportlichen Leistungen verbessern wollen, dann halten Sie anstelle Ihres Daumens einen Teil Ihrer Sportausrüstung (zum Beispiel einen Tennisball) als Fixpunkt vor Ihre Augen!

Die Augenpunkte massieren

Schalten Sie Ihre Augen ein, indem Sie Ihre „Augenpunkte" an Ihrem Hinterkopf, in den kleinen Mulden über der Schädelknochennaht (unterhalb der Hinterhauptshöcker, etwa in Höhe der Ohrenobenkante) massieren. Dieser Druck stimuliert das Sehzentrum im Gehirn (den primären visuellen Kortex), der direkt

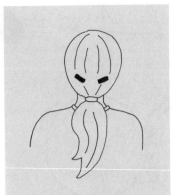

Massieren Sie entlang der Mulden oberhalb der ersten Schädelwölbung.

darunter liegt. Schauen Sie in alle Richtungen, während Sie den linken und den rechten Punkt reiben. Fixieren Sie einen Gegenstand in Ihrer Nähe und dann einen Gegenstand in der Ferne, um die Nah-fern-Anpassung der Augen zu aktivieren.

Diese Schnellkorrektur für die Augen stammt aus *Three in One*. Und vergessen Sie nicht: Wenn Ihnen eine Blickrichtung unangenehm ist, halten Sie Ihre Positiven Punkte, bis die Spannung nachlässt.

Palmieren

Wenn Ihre Augen ermüden oder Sie verschwommen sehen, reiben Sie Ihre Hände gegeneinander, bis sie warm sind, formen Sie aus beiden Händen eine Schale und bedecken Sie Ihre geschlossenen Augen mit Ihren Handflächen; das regt die Blutzirkulation an. Entspannen Sie Ihren Geist und visualisieren Sie eine Blume oder ein anderes Bild aus der Natur und aktivieren Sie damit Ihre (rechte) Gestalthemisphäre. Summen Sie oder denken Sie an Musik. In wenigen Minuten werden Sie merken, dass Ihre Augen deutlich entspannter sind! Diese Übung ist besonders gut für alle, die am Computer arbeiten. Fast alle Sehtherapien kennen das Palmieren. Es stammt ursprünglich aus Janet Goodrichs *Natürlich besser sehen*.

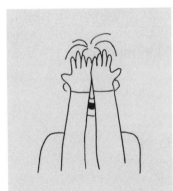

Halten Sie Ihre Handflächen vor Ihre Augen.

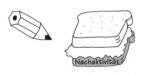

Nachaktivität: Sehen
Welche Unterschiede stellen Sie fest? Empfinden Sie weniger Unbehagen und Anspannung, wenn Sie jetzt die folgenden Aktivitäten wiederholen?
- ❏ Schauen Sie nach oben   ❏ Schauen Sie nach unten
- ❏ Schauen Sie nach links   ❏ Schauen Sie nach rechts
- ❏ Halten Sie Ihr rechtes Auge zu
- ❏ Halten Sie Ihr linkes Auge zu
- ❏ Bewegen Sie Ihre Augen wie beim Lesen hin und her (20 Mal)
- ❏ Blicken Sie in die Nähe   ❏ Blicken Sie in die Ferne
- ❏ Bewegen Sie Ihre Hand seitlich Ihres Kopfes, und schauen Sie dabei nach vorne (peripheres Sehen)
- ❏ Lesen Sie laut   ❏ Lesen Sie leise

Hören

Um etwas wirklich zu verstehen und zu begreifen, müssen wir das mit einbeziehen, was wir hören, und auch den Zusammenhang, die Situation berücksichtigen, in der wir es gehört haben. Ein Hilfeschrei kann auf eine echte Notsituation aufmerksam machen und die entsprechenden Überlebensmechanismen aktivieren; er kann aber auch Anlass zu Gelächter sein, wenn er von jemandem kommt, der vier Teller Geburtstagstorte zu balancieren versucht. Die Bemerkung „Du bist schon etwas ganz Besonderes" kann eine Beleidigung sein, wenn sie voller Sarkasmus gesagt wird; sie kann aber auch ein großes Kompliment sein, wenn sie voller Bewunderung ausgesprochen wird. Um die volle Bedeutung zu erschließen, brauchen wir beide Hemisphären, die die Informationen verarbeiten und mitteilen. Dabei verarbeitet die linke Hemisphäre (normalerweise) den objektiven Gehalt der Sprache – was gesagt wurde, während die rechte Hemisphäre den emotionalen Gehalt der Sprache verarbeitet, also wie etwas gesagt wurde, wobei Gesichtsausdruck und Körpersprache in die Verarbeitung miteinbezogen werden.[5]

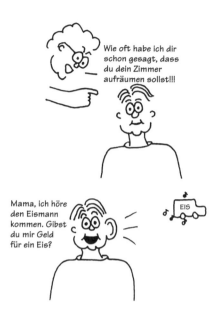

Auch wenn etwa 80 Prozent dessen, was ein Ohr an Information aufnimmt, in die gegenüberliegende Hemisphäre geleitet wird, heißt das nicht, dass jemand, der auf einem Ohr taub ist, niemals eine ausgewogene Information erhält. Solange die Hemisphären über das *Corpus callosum* hinweg miteinander kommunizieren – und dazu sind die Übungen und Aktivitäten in diesem Buch der Schlüssel –, wird die Hörinformation von einer Hemisphäre an die andere geleitet und mitgeteilt, und es wird eine ausgewogene Hörinformation verarbeitet. (Dasselbe gilt für Menschen mit einem blinden Auge: Solange die Integration der Hemisphären gewährleistet ist, wird die Information so verarbeitet, dass wir die Einzelheiten mit dem Gesamtbild in Verbindung bringen können.)

Wenn wir etwas hören, aktivieren wir nicht nur unsere Sinnesorgane und Nervenverbindungen, sondern wir aktivieren auch motorische, sprachliche, logische und Erinnerungskreisläufe. Auch hier spielt die Emotion wieder eine zentrale Rolle: Unser Thalamus, unsere Amygdala und andere Gehirnbereiche entscheiden, wie stark wir emotional betroffen sind (und ob unser Überleben davon abhängt) und ob wir wirklich interessiert sind oder nicht. Was wir nicht hören wollen oder was nicht in unser Glaubenssystem passt, können wir ausblenden und dafür das einblenden, was uns bedroht oder zufrieden stellt.

Eltern und Lehrer wissen seit langem, dass die Ermahnung „Sitz still und hör mir zu" nicht unbedingt die volle Aufmerksamkeit und das volle Verständnis des Zuhörers garantiert. Meistens erleben wir das Gegenteil! Eine der Grundaussagen der *Educational Kinesiology* ist, dass Bewegung der Schlüssel zu Aufmerksamkeit und Lernen ist.

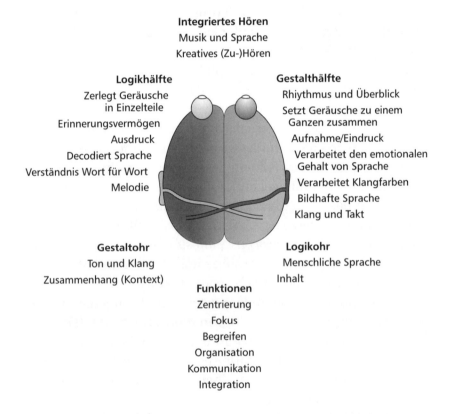

Schematische Darstellung der lateralen Aufnahme von Gehörtem durch das Gehirn und die Vorteile der Integration. Wenn die Kommunikation über das *Corpus callosum* hinweg reibungslos funktioniert, wird die Hörinformation beiden Hemisphären zugeteilt und assimiliert. Wir können den Inhalt von Gehörtem im emotionalen Kontext dessen, wie es gesagt wurde, verstehen und interpretieren.

Das Vestibularsystem, das unser Empfinden für Bewegung und Gleichgewicht kontrolliert, befindet sich ebenfalls im Ohrinnenraum. Ebenso wie die Augen und die Rumpfmuskeln ist das Vestibularsystem mit der Großhirnrinde verbunden und von zentraler Bedeutung für das Lernen. Wenn wir während unserer kindlichen Entwicklung unser Vestibularsystem nicht durch Bewegung aktivieren, können wir keine Informationen aus unserer Umgebung aufnehmen.[6]

Unsere Fähigkeit zu Konzentration und Aufmerksamkeit hängt sehr stark von unserer Fähigkeit ab, Außengeräusche zu filtern und intuitiv zu entscheiden, was wichtig ist und was nicht. Damit wir das können, müssen wir uns sicher fühlen. Wenn wir uns nicht sicher fühlen, bleibt das Gehirn automatisch im „Überlebensprogramm", analysiert alle Außengeräusche und ist ständig auf der Hut vor Gefahr. Unsere Aufmerksamkeit ist dann geteilt und die volle Konzentration auf übergeordnete Aufgaben ist unserem Gehirn unmöglich. Unter diesen Bedingungen wird Lernen verhindert und wir können uns später nicht mehr an die Informationen erinnern.

Machen Sie sich klar, dass auch unser Nacken beim Hören eine Rolle spielt. Nach Erkenntnissen von Paul Dennison sind Hören und Erinnerung an die Propriozeptoren der Nacken- und Schultermuskulatur gekoppelt. Sie reagieren auf Geräusche, indem sie die Position des Kopfes und des Ohren neu einstellen. Verspannungen im Nacken können Hören, Verstehen, Denken, Erinnerung, Rechnen, Rechtschreibung und sogar das Sprechen beeinträchtigen. Achten Sie deshalb immer darauf, dass Sie Ihre Nackenmuskulatur mit kurzen Massagen und den nachfolgenden Übungen gelockert und stressfrei halten. Diese Übungen aktivieren beide Ohren zur Verbesserung der Hörverarbeitung und lösen stressbedingte Hörblockaden.

Voraktivität: Hören

Wenn Sie die folgenden Übungen machen, achten Sie auf die Art der Geräusche, auf Ihr Verständnis dessen, was Sie hören, und auf Spannungen in Ihrem Körper. Kreuzen Sie die Aktivitäten an, die Ihnen schwer fielen.

❏ Drehen Sie Ihren Kopf nach rechts und achten Sie auf das, was Sie hören.
❏ Drehen Sie Ihren Kopf nach links und achten Sie auf das, was Sie hören.
❏ Halten Sie Ihr rechtes Ohr zu und achten Sie auf das, was Sie hören.
❏ Halten Sie Ihr linkes Ohr zu und achten Sie auf das, was Sie hören.
❏ Lesen Sie laut und achten Sie darauf, ob Ihre Stimme angenehm klingt.
❏ Lassen Sie sich von jemandem eine siebenstellige Telefonnummer sagen und wiederholen Sie diese. (Aktivierung des Kurzzeitgedächtnisses)
❏ Zählen Sie schnell auf, was Sie gefrühstückt haben. (Aktivierung des mittelfristigen Gedächtnisses)
❏ Was war in Ihrer Kindheit Ihr Lieblingsspielzeug? (Aktivierung des Langzeitgedächtnisses)
❏ Sagen Sie einige Zahlen auf. (Aktivierung der mathematischen Fähigkeiten)
❏ Lassen Sie sich von jemandem ein Wort nennen und buchstabieren Sie es.

Welche Schwierigkeiten oder Beschwerden sind Ihnen aufgefallen?

Übungen

Seien Sie ganz Ohr!

Haben Sie schon einmal mitten in einer Unterhaltung plötzlich bemerkt, dass Sie für einige Minuten kein Wort von dem gehört haben, was gesprochen wurde? Immer wenn Ihre Aufmerksamkeit abschweift, können Sie Ihr Hören durch eine einfache Massage Ihrer Ohren wieder integrieren. Entfalten Sie dabei Ihre Ohrränder mehrmals sanft von oben nach unten. Ziehen Sie Ihre Ohren sanft zur Seite. Achten Sie darauf, dass Klänge dadurch deutlicher und klarer werden. Sie werden feststellen, dass sich Ihre Aufmerksamkeit erhöht und dass Sie besser hören und denken können.

John Thie weist darauf hin, dass diese Übung für die Ohren und das Hören auch den Bewegungsradius vergrößern kann. Drehen Sie Ihren Kopf so weit, wie Sie können, zuerst zur einen, dann zur anderen Seite. Massieren Sie dann Ihre Ohren und drehen Sie dabei wieder Ihren Kopf von einer Seite zur anderen; achten Sie dabei auf jede Art von Steifheit und lassen Sie sie los. Anschließend drehen Sie wieder Ihren Kopf so weit, wie Sie können, nach beiden Seiten und achten Sie darauf, ob sich der Radius vergrößert hat.

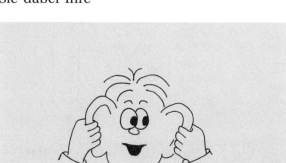

Gönnen Sie Ihren Ohren eine sanfte Massage und entfalten Sie dabei auch die Ohrenränder. Drehen Sie Ihren Kopf, um den Stress im Nacken zu lösen!

Wenn Sie Ihre Ohren rubbeln, massieren Sie viele verschiedene Akupressurpunkte, die Ihren ganzen Organismus beleben. Massieren Sie Ihre Ohren, bevor Sie reden oder schreiben oder bevor Sie Anweisungen entgegennehmen sollen – oder einfach weil es Ihnen gut tut! Diese Übung, die in *Brain-Gym®* die *Denkmütze* genannt wird, kommt in allen wichtigen Gebieten der Kinesiologie zum Einsatz.

Die *Eule*

Die *Eule* soll Verspannungen der Schulter- und Nackenmuskulatur lösen und den Bewegungsradius des Kopfes vergrößern.

1. Packen Sie den oberen Teil Ihres linken Schultermuskels (Trapezius) fest mit Ihrer rechten Hand.

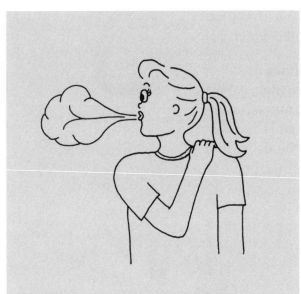

Packen Sie Ihren Schultermuskel (Trapezius). Atmen Sie aus und wenden Sie Ihren Kopf langsam zur anderen Seite.

2. Atmen Sie tief ein. Drehen Sie beim Ausatmen den Kopf weg von Ihrer Hand und schauen Sie über Ihre rechte Schulter. Atmen Sie tief ein und drehen Sie Ihren Kopf zur Körpermitte zurück.
3. Atmen Sie tief aus und drehen sie dabei Ihren Kopf so weit, dass Sie über Ihre linke Schulter blicken können. Drehen Sie dann Ihren Kopf zur Körpermitte zurück.
4. Atmen Sie tief aus und lassen Sie Ihr Kinn vorsichtig in Richtung Brust sinken. Heben Sie Ihren Kopf, während Sie einatmen. Wiederholen Sie die Übung in die drei Richtungen (rechts, links, nach unten) dreimal auf jeder Seite. Packen Sie dann die linke Schulter mit der rechten Hand und wiederholen Sie die *Eule* für die andere Körperseite. Diese Übung stammt aus *Brain-Gym®*.

Das Lösen der Nackenmuskulatur nach *Hyperton-X*

Wir wissen, dass ein blockierter Muskel entweder nicht angespannt oder – im umgekehrten Fall – nicht entspannt werden kann, wenn er sollte. Die folgende Übung ist eine gute Grundtechnik, um einen in Kontraktion blockierten Muskel (einen hypertonen Muskel) zu lösen. Den „eingefrorenen" Muskel ganz gezielt dehnen und ihn dann gegen seinen Widerstand aktivieren, dies löst die Blockade der Propriozeptoren und bringt sie ins Gleichgewicht.

1. Neigen Sie Ihr linkes Ohr sanft zu Ihrer linken Schulter, so weit, wie das ohne Schmerzen möglich ist.
2. Fassen Sie mit Ihrem linken Arm auf die rechte Seite Ihres Kopfes und bilden Sie so einen Widerstand, den Sie für Schritt 3 brauchen.
3. Atmen Sie ein; beim Ausatmen drücken Sie Ihren Kopf nach rechts (für sechs Sekun-

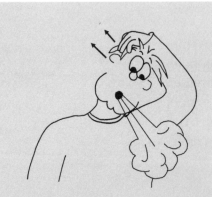

Drücken Sie beim Ausatmen sechs Sekunden lang mit 10 Prozent Ihrer Kraft gegen den sanften Widerstand Ihrer Hand.

den und mit zehn Prozent Ihrer Kraft) gegen Ihre Hand, die einen leichten Gegendruck ausüben soll. Entspannen Sie sich und lassen Sie Ihr Ohr weiter auf Ihre linke Schulter sinken. Achten Sie auf den erweiterten Bewegungsradius. Wiederholen Sie die Übung noch zweimal und machen Sie sie dann dreimal für die rechte Körperseite. Diese Technik stammt aus *Hyperton-X*.

Nachaktivität: Hören
Wenn Sie diese Übungen wiederholen, achten Sie auf die Art der Geräusche, auf Ihr Verständnis dessen, was Sie hören, und auf Spannungen in Ihrem Körper. Markieren Sie die Bewegungen, für die Sie noch weitere Verbesserungen erreichen wollen.
- Drehen Sie Ihren Kopf nach rechts und achten Sie auf das, was Sie hören.
- Drehen Sie Ihren Kopf nach links und achten Sie auf das, was Sie hören.
- Halten Sie Ihr rechtes Ohr zu und achten Sie auf das, was Sie hören.
- Halten Sie Ihr linkes Ohr zu und achten Sie auf das, was Sie hören.
- Lesen Sie laut und achten Sie darauf, ob Ihre Stimme angenehm klingt.
- Lassen Sie sich von jemandem eine siebenstellige Telefonnummer sagen und wiederholen Sie sie. (Aktivierung des Kurzzeitgedächtnisses)
- Zählen Sie schnell auf, was Sie heute gefrühstückt haben. (Aktivierung des mittelfristigen Gedächtnisses)
- Was war in Ihrer Kindheit Ihr Lieblingsspielzeug? (Aktivierung des Langzeitgedächtnisses)
- Sagen Sie einige Zahlen auf. (Aktivierung der mathematischen Fähigkeiten)
- Lassen Sie sich von jemandem ein Wort nennen und buchstabieren Sie es.

Welche Verbesserungen sind Ihnen aufgefallen? Gibt es einen Bereich, für den Sie weitere Verbesserungen wünschen?

Kapitel 10

Feinabstimmung

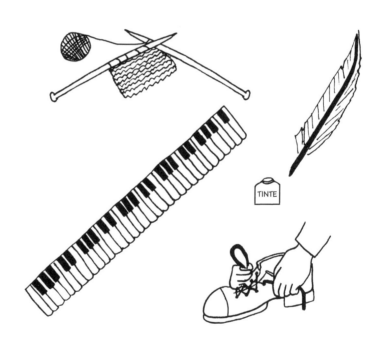

»Beide Muskelgruppen (die der Hände und der Finger) sind äußerst effizient, wenn sie automatisch funktionieren – wenn unser bewusstes Denken auf den Inhalt der Nachricht konzentriert ist und nicht auf deren Ausdrucksmittel.«

Robert Sylwester (in: *A Celebration of Neurons*, S. 69)

Die Feinmotorik

Hatten Sie auch schon einmal eine gute Idee, die Sie unbedingt aufschreiben wollten? Und ist es Ihnen auch schon einmal passiert, dass Sie die gute Idee in dem Moment vergessen hatten, in dem Sie mit einem Stift in der Hand vor einem Blatt Papier saßen? Das letzte Teil im Puzzle der Gehirn-Körper-Integration ist die Feinabstimmung zur feinmotorischen Kommunikation. Wir müssen alle Blockaden in den Energiefunktionskreisen von Feinmotorik, Augen-Hand-Koordination und Schreiben beseitigen. Diese Fertigkeiten versetzen uns in die Lage, uns erfolgreich auszudrücken, sei es durch Stricken, Malen, Bauen oder Schreiben. Etwas auf einer zweidimensionalen Fläche wie einem Blatt Papier auszudrücken erfordert eine Kombination von Berührung und Bewegung mit Sehen und Sprache. Dazu müssen wir über ausgereifte Fertigkeiten auf dem Gebiet der Wahrnehmung, des Vorstellungsvermögens, des Umgangs mit (abstrakten) Symbolen, des Ausdrucks, des Gedächtnisses und Erinnerungsvermögens verfügen. Schreiben und Zeichnen beinhalten alle Gebiete, an deren Verbesserung wir bisher gearbeitet haben: Emotionaler Stressabbau, Gehirn-Körper-Integration, Augen-Hand-Koordination, Körperhaltung und Feinmotorik.[1]

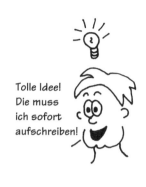

Messungen mit Positronen-Emissionstomographie (PET) haben gezeigt, dass beim *Sprechen* der Bereich des Gehirns besonders aktiv ist, der für die Hände (und hier ganz besonders für die Daumen) zuständig ist. Wir kommunizieren hauptsächlich über unseren Körper, nicht über Worte. Wenn die neurale Kommunikation zwischen Gehirn und Händen eingeschränkt ist, wird dadurch jede Kommunikation, einschließlich der Lautbildung, erschwert.

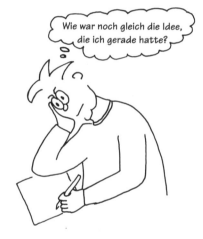

Ist Ihnen das auch schon passiert?

Bevor es das Fernsehen gab, spielten Kinder endlose Spiele mit Murmeln und Steinen, Mikadostäbchen und Bällen. Alle diese Spiele entwickelten die Fähigkeit zur Konzentration und zum Fokussieren und trainierten die Augen-Hand-Koordination. Heute sind unsere Kinder weniger aktiv und entwickeln ihre motorischen Fertigkeiten weniger intensiv, weil sie viel Zeit vor dem Bildschirm verbringen. Zu wenig körperliche Aktivität verhindert die Entwicklung der Augen und des Körpers und ist auch für uns Erwachsene nicht gut. Kehren Sie zu den alten Kinderspielen zurück!

Bedenken Sie auch, was ein Pianist oder ein Opernsänger vor einem Konzert tut: Er wärmt sich auf, macht die Muskeln, die er für seine Musik braucht, beweglich und flexibel, indem er Tonleitern singt bzw. spielt. Was tun Sie, bevor Sie eine handwerkliche oder schriftliche Aufgabe angehen? Wahrscheinlich gar nichts, wie fast alle von uns! Rita Edwards, Mitglied der *Educational-Kinesiology*-Fakultät von Südafrika, macht in ihrem Programm für das Schreibtraining (P.R.E.P.A.R.E.) den Vorschlag, die Energiekreisläufe für Berührung und Koordination mit *Brain-Gym*® und anderen Übungen zu stimulieren, bevor mit dem Schreiben begonnen wird. Dazu nehmen Sie ein Stück Papier und klatschen mit dem Papier dazwischen in die Hände. Nehmen Sie dann ein glattes Stück Papier in eine Hand und knüllen Sie es zu einer Kugel zusammen. Streichen Sie es anschließend mit derselben Hand wieder glatt. Dabei müssen Ihre Finger ganz schön aktiv sein! Reiben Sie jetzt kräftig Ihre Hände und Unterarme und stimulieren Sie so Ihre Berührungsrezeptoren.

Um die Hände zu trainieren, eignen sich auch ein Ball oder Knete. Feinmotorische Tätigkeiten wie Schreiben oder das Bedienen einer Tastatur sollten Sie regelmäßig unterbrechen, um Ihre Arme, Schultern, Ihren ganzen Körper zu bewegen und Ihre Finger zu dehnen. Sorgen Sie dafür, dass Ihre Körperenergie „im Fluss" bleibt, denn dann haben Sie auch keine Probleme mit Blockaden im Gehirn und in Ihrer Kreativität.

Warum sind Lesen und Schreiben so große Herausforderungen für uns? Zweidimensionale, schriftliche Symbole (Buchstaben) kommen in unserem natürlichen, dreidimensionalen Umfeld nicht vor. Einen dreidimensionalen Stuhl erkennen wir, egal ob er aufrecht oder auf dem Kopf steht oder ob er auf der Seite liegt. Stellen Sie sich nun den zweidimensionalen Buchstaben b vor. Wenn Sie ihn umdrehen, wird ein d daraus. Wenn Sie ihn auf den Kopf stellen, wird er zu einem p bzw. q. Deshalb müssen wir diese Symbole aus ihrer Abstraktheit herauslösen und sie zu einem selbstverständlichen, automatischen Teil unseres dreidimensionalen Körpers machen. Dabei helfen Ihnen die nachfolgenden Übungen, die zwar ursprünglich für das

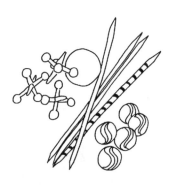

Und Sie dachten, das wäre alles nur Spiel? Dabei ist es die Vorstufe zum Schreiben und die Entwicklung der Feinmotorik. Zurück zu den alten Kinderspielen!

Schreiben entwickelt wurden, die aber die Feinmotorik ganz allgemein verbessern.

Voraktivität: Feinmotorik
Denken Sie an eine schriftliche Aufgabe und planen Sie, was Sie ausdrücken wollen:

Machen Sie sich bewusst, wie Sie sich fühlen.

Legen Sie zehn Münzen in einer Reihe hintereinander. Stoppen Sie die Zeit, die Sie brauchen, um alle Münzen nacheinander umzudrehen. Wie viele Sekunden haben Sie gebraucht?

Schreiben Sie einen Satz auf ein Stück Papier. Betrachten Sie bewusst die Qualität Ihrer Schrift.

Betrachten Sie die linke Seite, den Mittelteil und die rechte Seite dieser Zeile. Fühlen sich die Abschnitte unterschiedlich an? Wenn ja, wie?

Schreiben Sie das ganze Alphabet. Fühlen sich irgendwelche Buchstaben seltsam an?

Malen Sie Schleifen.

Übungen

Die *Liegende Acht* für das Schreiben

Haben Sie Probleme, mit einer schriftlichen Aufgabe oder einem Bericht zu beginnen? Lassen Sie Ihrer Kreativität und Ihrem schriftlichen Ausdruck freien Lauf, indem Sie *Liegende Achten* auf ein Stück Papier, auf eine Tafel oder in den Sand malen. Führen Sie die Linie immer von der Mitte aus nach oben und an den Seiten nach unten. Malen Sie mit beiden Händen einzeln (nacheinander) und mit beiden Händen zusammen und malen Sie die Acht in verschiedenen Größen. Bei der *Liegenden Acht* überkreuzen Sie die visuelle Mittellinie ohne Unterbrechung, aktivieren damit beide Augen und integrieren das rechte und linke Blickfeld. Das Sehen mit beiden Augen, das periphere Sehen und die Augenmuskelkoordination, besonders das konsequente Verfolgen einer Zeile beim Lesen, werden verbessert.

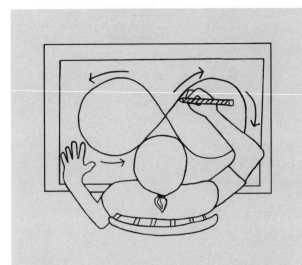

Beginnen Sie im Mittelpunkt, fahren Sie nach rechts oben und über rechts außen nach unten.

Die *Alphabet-Acht*

Immer wenn Ihre Schrift chaotisch aussieht oder Sie beim Schreiben nicht weiterkommen, üben Sie das Alphabet mit der *Liegenden Acht*. Sie verankern damit zweidimensionale, abstrakte Symbole (Buchstaben) mit den automatischen, dreidimensionalen Körperbewegungen der realen Welt. Sie können dadurch kreativ denken und gleichzeitig schreiben, ohne dass sich Ihr Körper überlegen muss, wie ein bestimmter Buchstaben geschrieben wird.

Beginnen Sie zunächst mit der *Liegenden Acht*, wie sie oben beschrieben ist. Ziehen Sie dann eine senkrechte Linie zwischen den beiden Schleifen der *Liegenden Acht*. Passen Sie jeden Kleinbuchstaben (in Druckschrift, nicht

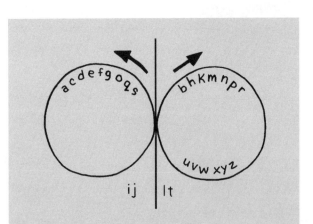

Die Feinmotorik: Übungen

in Schreibschrift) in die *Liegende Acht* ein, indem Sie von der Mittellinie aus nach oben gehen und dann den Bogen nach links bzw. rechts außen schreiben. Wie entscheiden Sie sich: „Lebt" der Buchstabe rechts oder links des visuellen Mittelfeldes? Immer wenn Sie einen Buchstaben beendet haben, malen Sie wieder einige *Liegende Achten,* bevor Sie den nächsten Buchstaben schreiben. Achten Sie darauf, dass Ihr Stift dabei immer auf dem Papier bleibt. Wiederholen Sie die Übung so lange, bis ein automatischer Fluss entsteht und Sie nicht mehr überlegen müssen, auf welcher Seite Sie den Buchstaben schreiben sollen.

Diese äußerst wirkungsvolle Übung aus dem *Brain-Gym*® ist besonders effektiv, wenn Buchstaben oder ganze Wörter verwechselt oder verdreht werden.

Das Kleeblatt

Das Kleeblatt fördert das reibungslose Fließen der Handschrift und eignet sich hervorragend zum Aufwärmen, um Auge und Hand zum Überqueren der Mittellinie zu integrieren und stressfreies Schreiben und Zeichnen zu ermöglichen. Beginnen Sie das Kleeblatt, indem Sie zunächst eine *Liegende Acht* malen. Beginnen Sie wieder in der Mitte, gehen Sie nach oben und dann nach rechts und machen Sie von dort den Bogen nach unten. Nachdem Sie die *Liegende Acht* vollständig gemalt haben, schließen Sie eine „stehende" (vertikale) Acht an, indem Sie zuerst nach rechts oben gehen, dann den Bogen nach links ziehen und wieder nach unten durch den Mittelpunkt kommen; führen Sie dann die Linie nach rechts weiter, schlagen Sie den Bogen nach links und kommen Sie wieder nach oben zur Mitte zurück. Dort beginnen Sie von vorne mit der *Liegenden Acht.* Wiederholen Sie die Übung so lange, bis die Bewegungen automatisch und natürlich für Sie sind. Diese Übung stammt aus dem *Brain-Gym*® ergänzenden Übungsprogramm *Vision-Gym.*

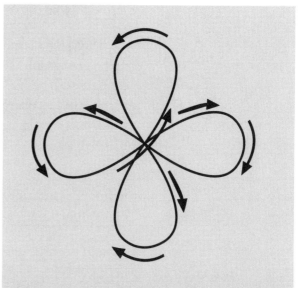

Beginnen Sie im Mittelpunkt und malen Sie den ersten Bogen nach rechts oben.

Nachaktivität: Schreiben

Denken Sie wieder an Ihre schriftliche Aufgabe: Spüren Sie in sich hinein, ob Sie sich damit jetzt leichter tun.

Legen Sie zehn Münzen in einer Reihe hintereinander. Stoppen Sie die Zeit, die Sie brauchen, um alle Münzen nacheinander umzudrehen. Fiel es Ihnen leichter? Waren Sie schneller?

Schreiben Sie einen Satz (einen anderen als bei der Voraktivität) auf ein Blatt Papier. Betrachten Sie ganz bewusst die Qualität Ihrer Schrift. Fiel Ihnen das Schreiben leichter?

Betrachten Sie die linke Seite, den Mittelteil und die rechte Seite dieser Zeile. Fühlen sich die Abschnitte unterschiedlich an? Wenn ja, wie?

Schreiben Sie das ganze Alphabet. Fühlen sich manche Buchstaben anders an oder sehen sie anders aus?

Malen Sie Schleifen.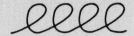

Welche Unterschiede im Vergleich zur Voraktivität haben Sie festgestellt?

Gibt es etwas, das Sie noch weiter verbessern wollen?

Kapitel 11

Das Gelernte in die Tat umsetzen

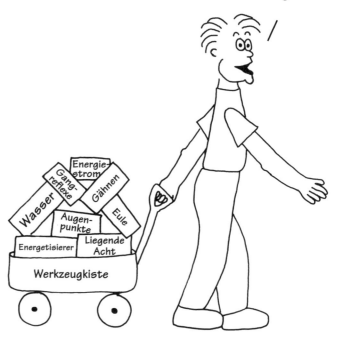

»Bewegung ist Leben. Sie ist das Tor zum Lernen. Wenn Lernen definiert ist als ›verändertes Verhalten‹, dann gehe ich davon aus, dass Lernen ohne Bewegung nicht stattfinden kann. Verändertes Verhalten bedeutet, dass man von etwas ›bewegt‹ wurde, sodass man etwas besser kann als zuvor, dass man eine größere Geschicklichkeit erreicht. Im Gehirn findet Bewegung an den Synapsen statt, die so organisiert sind, dass sie die für eine Verhaltensänderung entscheidenden Bereiche verbinden ... Hinterhirn mit Vorderhirn, obere mit unteren Gehirnbereichen und linke mit rechter Hemisphäre. Lernen mit dem ganzen Gehirn ist die spontane Verknüpfung all der Gehirnbereiche, die mit dem Lernereignis zu tun haben. Lernen mit dem ganzen Gehirn beinhaltet physische, emotionale und mentale Prozesse, die zu dauerhaften Veränderungen von Fähigkeiten, Haltung und Verhalten führen; Lernen ist nämlich kein oberflächlicher, flüchtiger Vorgang: Es ist voll internalisiert.«

Paul Dennison (in: *A Living Context for Reading*, Brain Gym Journal, Band VIII, Nr. 1, Frühjahr 1994)

Den Weg zu Ende gehen

Dieses Buch sollte Ihnen zeigen, wie Stress Ihre Funktionsfähigkeit beeinflusst, wie Sie die negativen Auswirkungen des Stresses auf Ihre Lern- und Handlungsfähigkeit erkennen, und wie Sie mit einfachen Techniken Ihr mentales, physisches und emotionales Gleichgewicht wiederherstellen können. Überprüfen Sie deshalb mit Hilfe der Nachaktivität, ob sich für Sie durch die Beschäftigung mit diesem Buch wirklich etwas verändert hat. Die Themen, für die Sie sich zu Beginn des Buches entschieden haben, verankern Sie mit einem höheren „Funktionsniveau" in Ihrem Organismus.

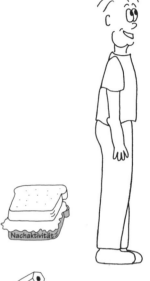

Denken Sie wieder an die Stresssituation, die Sie auf Seite 34 identifiziert und auf Seite 51 analysiert haben, und machen Sie Ihr *Noticing*:

Stellen Sie sich bequem hin und denken Sie an die Situation, die für Sie eine Herausforderung darstellt. Beobachten Sie genau und objektiv, wie Ihr Körper reagiert und denken Sie dabei daran, dass es kein Richtig oder Falsch gibt, sondern nur das, was Sie feststellen. Sie haben damit ein Maß für die Veränderungen, die Sie durch die Integrationsübungen erreicht haben.

Beobachten Sie Ihre Körperhaltung im Bezug zum Boden. (Stehen Sie aufrecht, schwanken Sie vorwärts, rückwärts oder zu einer Seite?)

Bemerken Sie körperliche Spannungen, Schmerzen oder Schwächen? Wenn ja, wo? (Beine, Rücken, Schultern, Nacken, Magen, Brust, Herz, Hals, Kiefer) Stellen Sie Unterschiede fest?

Betrachten Sie einen Gegenstand vor Ihnen. Sehen Sie ihn klar oder verschwommen? Verarbeiten Ihre Augen das, was Sie sehen, anders?

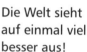

Die Welt sieht auf einmal viel besser aus!

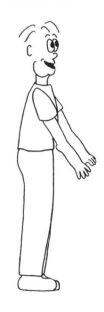

Es fällt mir leichter, meine Arme anzuheben!

> Hören Sie auf ein Geräusch im Raum. Hören Sie mit beiden Ohren gleich? Gibt es einen Unterschied beim Klang oder beim Erfassen des Gehörten?
>
> Heben Sie Ihre Arme um 30 Grad vor Ihrem Körper an. Fällt Ihnen das leicht oder brauchen Sie dafür Energie?
>
> Halten Sie Ihre Arme 30 Sekunden lang in dieser Position. Fällt Ihnen das leicht oder empfinden Sie es als Stress?
>
> Gehen Sie zurück zur Voraktivität auf Seite 34 und markieren Sie sich die Bereiche, in denen Sie Verbesserungen feststellen, denn das bedeutet, dass Sie alte Verhaltensmuster, die Ihre Energie blockierten, aufgelöst haben. Sind Sie zufrieden oder müssen Sie noch daran arbeiten, bevor Sie sich neuen Zielen zuwenden können?

Machen Sie es sich so leicht wie möglich

Da Sie dieses Buch immer noch nicht weggelegt haben, gehe ich davon aus, dass Sie am eigenen Körper erfahren haben, wie leicht man mit den hier gezeigten Techniken positive Veränderungen erreichen kann. Ich hoffe, dass dieses Buch seinem Titel gerecht wurde und Sie „startklar für volle Leistung" gemacht hat. Diese Techniken sind Ihr Handwerkszeug – und wie jedes andere Handwerkszeug nützen Sie Ihnen nur, wenn Sie sie hervorholen und einsetzen. Versichern Sie sich deshalb im Folgenden nochmals, dass Sie die Techniken auch wirklich anwenden können!

Die einfachste Möglichkeit besteht darin, die *Schnellen Sechs* von Seite 157 regelmäßig zu machen; damit haben Sie anderen gegenüber schon einen deutlichen Vorsprung, was das Aufrechterhalten eines ruhigen, ausgeglichenen Zustandes angeht. Übernehmen Sie diese Übungen in Ihr tägliches Leben und geben Sie ihnen einen festen Platz in Ihrem häuslichen und beruflichen Umfeld. Halten Sie den ganzen Tag über immer einen

Schluck Wasser bereit! Immer wenn Sie sich im Kopf benommen fühlen, trinken Sie einen Schluck *Wasser,* holen tief Luft und massieren Ihre *Energieschalter* (Seite 64 f.), zuerst auf der einen Seite Ihres Brustbeins, dann auf der anderen. Massieren Sie hin und wieder auch Ihre Augenpunkte (Seite 133), zuerst auf der einen, dann auf der anderen Seite. Das Gleiche machen Sie mit den Ohren, zuerst massieren Sie das eine, dann das andere. Sie können das wie eine unbewusste, zufällige Bewegung aussehen lassen, und niemandem wird etwas auffallen. Im schlimmsten Fall werden die anderen denken, Sie würden sich ständig kratzen. Niemand wird wissen, dass es sich dabei um wirkungsvolle Techniken handelt, mit denen Sie Ihren Körper permanent in einem ausgeglichenen Zustand halten.

Sie können auch die *Überkreuzbewegungen* von Seite 114 unauffällig überall machen – in einem Wartezimmer, im Examen, in einer Konferenz. Mit kleinsten Bewegungen – Sie brauchen nur einen Finger und eine Zehe des gegenüberliegenden Fußes zu bewegen – reaktivieren Sie Ihre Hemisphären. Ihr Gehirn setzt die Energiekreisläufe zur Gehirn-Körper-Integration auch ohne große Bewegungen in Gang.

Verändern Sie die *Cook-Übung* (Seite 66), indem Sie Ihre Arme und Beine bequem übereinander schlagen ohne dabei Ihren Fußballen festzuhalten. Wenn Sie nicht gerade zu sprechen versuchen, weiß niemand, dass Sie Ihre Zunge hinter Ihren Zähnen an den Gaumen pressen. Und der zweite Teil der Übung: Es ist doch durchaus üblich, die Füße auf den Boden zu stellen und die Fingerspitzen zusammenzulegen. Es ist eine instinktive Bewegung, mit der Energie balanciert und Stress abgebaut wird.

Dasselbe gilt für ESR, den emotionalen Stressabbau (*Positive Punkte*): Legen Sie ganz leicht Ihre Hand auf Ihre Stirn. Auch das ist eine instinktive Bewegung – die „Oh, nein!"-Reaktion, bei der man sich mit der Hand an die Stirn fasst. Alles, was Sie tun müssen, ist daran zu denken, es in bestimmten Situationen *bewusst* zu tun und die Hand dann an der Stirn zu lassen. Wenn wir an einem Tisch oder Schreibtisch sitzen, ist es einfach. Es wird niemandem auffallen. Sie können auch ganze Tests oder Terminarbeiten mit einer Hand an der Stirn durchführen.

Arbeiten Sie weiter an der Auflösung Ihrer Energieblockaden und steigern Sie so Ihr Wohlbefinden und Ihre Effektivität.

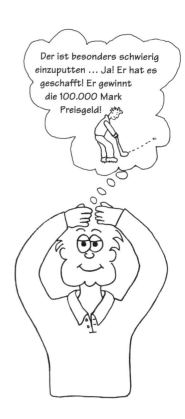

Visualisieren bereitet den Weg.

Erhalten Sie sich das, was Sie schon erreicht haben, indem Sie die *Schnellen Sechs* und jede beliebige andere Gehirn-Körper-Integrationsübung anwenden. Auf der nächsten Seite finden Sie eine Wiederholung der *Schnellen Sechs* – den Grundstock an Übungen für ein gutes Funktionieren des ganzen Organismus. Auf Seite 158 finden Sie dann Vorschläge, wie Sie noch andere Übungen in Ihr Leben integrieren können.

Am einfachsten arbeiten Sie mit den Techniken, indem Sie in dem Moment, in dem ein Stressor Ihr Wohlbefinden beeinflusst, mit der Übung, an die Sie dann gerade denken, Ihr Energiegleichgewicht wiederherstellen.

Der nächste Schritt und die nächste Ebene wäre dann eine gezielte Neustrukturierung Ihres Organismus im Hinblick auf eine bestimmte Aufgabe oder im Zusammenhang mit einem bestimmten Thema oder Problem. Kinesiologen nennen das eine Zielbalance. Wir haben hier für Sie ein einfaches Modell zusammengestellt, damit Sie größere Themen tief greifender angehen können. Auch in diesem größeren Zusammenhang können Sie die Gebiete, die Sie erforschen wollen, frei wählen und das herausgreifen, was Ihnen am viel versprechendsten und sinnvollsten erscheint. Vertrauen Sie Ihrer Intuition, tun Sie es einfach!

Die *Schnellen Sechs* im Überblick

1. **Wasser trinken** (Seite 63)

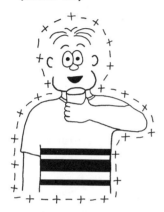

2. **Energieschalter** (Seite 64)

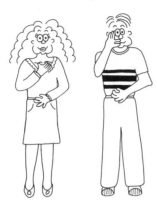

3. **Überkreuzbahnung** (Seite 114)

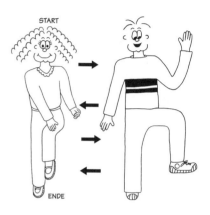

4. **Cook-Übung** (Seite 66)

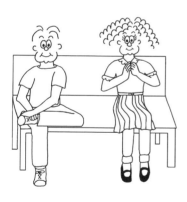

5. **Positive Punkte** (Seite 93)

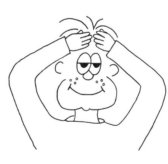

6. **„Scharf-sinnig" werden** (Seite 133 & 139)

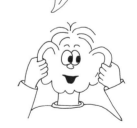

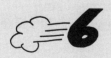 Wenn Sie nicht *mehr* tun wollen, dann machen Sie wenigstens diese sechs einfachen, unauffälligen Übungen zur Gehirn-Körper-Integration. Keine Ausreden!

10 starke Tipps zur Gehirn-Körper-Integration

1. Wasser trinken
2. Energieschalter
3. Überkreuzbewegungen
4. Cook-Übung
5. Positive Punkte
6. Koordinationsreflexpunkte
7. Rückenmarksflüssigkeitspumpe
8. Liegende Acht für die Augen
9. Seien Sie „ganz Ohr"
10. Alphabet-Acht

10 starke Tipps bei Stress

1. Wasser trinken
2. Energieschalter
3. Überkreuzbewegungen
4. Wechselseitiges Atmen
5. Cook-Übung
6. Positive Punkte
7. Augenrotation
8. Ankern
9. Augenpunkte & Ohrenmassage
10. Kopfschmerzen „wegreiben"

Weitere Vorschläge für den Alltag

Am Morgen
- ❏ Die Schnellen Sechs
- ❏ Positive Punkte zur Tagesplanung
- ❏ Koordinationsreflexpunkte an den Füßen massieren

Für Lernen und Prüfungen
- ❏ Die Schnellen Sechs
- ❏ Positive Punkte und Visualisieren
- ❏ Liegende Acht für die Augen
- ❏ Alphabet-Acht für das Schreiben

Für Arbeit am Computer
- ❏ Die Schnellen Sechs
- ❏ Rückenmarksflüssigkeits-Pumpe
- ❏ Energetisierer
- ❏ Liegende Acht für die Augen
- ❏ Palmieren
- ❏ Eule und Lösen der Nackenmuskulatur
- ❏ Lösen der Nackenmuskulatur nach Hyperton-X

Auf ein Ziel hinarbeiten & Affirmationen
- ❏ Cook-Übung
- ❏ Emotionaler Stressabbau
- ❏ Augenrotation

Für den Rücken
- ❏ Die vom Arzt bzw. Therapeuten empfohlenen Übungen
- ❏ Koordinationsreflexpunkte an den Füßen massieren
- ❏ Energetisierer
- ❏ Eule und Lösen der Nackenmuskulatur
- ❏ Lösen der Nackenmuskulatur nach Hyperton-X
- ❏ Lösen des Sehnenschutzreflexes

Beim Sport
- ❏ Die Schnellen Sechs
- ❏ Positive Punkte und Visualisieren
- ❏ Koordinationsreflexpunkte
- ❏ Rückenmarksflüssigkeits-Pumpe
- ❏ Sehnenschutzreflex lösen
- ❏ Dehnungsübungen (vom Trainer empfohlen)

Beim Lesen
- ❏ Die Schnellen Sechs
- ❏ Liegende Acht für die Augen
- ❏ Augenpunkte
- ❏ Palmieren
- ❏ Liegende Acht für das Schreiben
- ❏ Energetisierer
- ❏ Eule und Lösen der Nackenmuskulatur
- ❏ Sehnenschutzreflex lösen

Vergessen Sie nicht, sich Veränderungen bewusst zu machen!

Alles zusammen: 10 Schritte, die viel verändern

Sie haben jetzt alle notwendigen Zutaten zur Auflösung Ihrer Blockaden für erfolgreiches Lernen und Handeln. Lassen Sie uns daraus ein einfaches 10-Schritte-Programm zusammenstellen, das Sie auf jede neue Stresssituation anwenden können. Hier zunächst eine Übersicht über die wichtigsten Punkte; im Anschluss daran finden Sie ein Schema (Formblatt), mit dem Sie das Programm ganz leicht auf jede Stresssituation anwenden können.

1. Lernbereitschaft herstellen: Beginnen Sie in einem integrierten Zustand.

Der Versuch, unter Stress zu lernen, führt nur zu noch mehr Stressreaktionen. Nutzen Sie die *Schnellen Sechs* (oder andere Gehirn-Körper-Integrationsübungen Ihrer Wahl) und bringen Sie sich in einen zentrierten, ruhigen Zustand, von dem aus Sie bequem und sicher weitere Herausforderungen des Lebens abwägen können. Auf Seite 157 haben wir die *Schnellen Sechs* nochmals zusammengestellt und auf Seite 158 finden Sie einfache Anwendungsmöglichkeiten für weitere Integrationsübungen.

2. Setzen Sie sich ein klares, positives Ziel.

Legen Sie als Nächstes ein klares, positives Ziel fest, das Sie gerne erreichen möchten. Es mag ein kleines, unbedeutendes Thema sein: Kleine Veränderungen können wie ein Katalysator wirken und den entscheidenden Durchbruch erst möglich machen. In Kapitel 2 haben Sie ihre negativen Verhaltensmuster betrachtet und Sie sollten sich überlegen, warum Sie dieses Buch gekauft haben. Im weiteren Verlauf des Buches haben Sie immer wieder Bereiche identifiziert, für die Sie eine Verbesserung wünschten; Sie haben außerdem die Schlüsselstressoren in Ihrem Leben identifiziert, die bearbeitet und aufgelöst werden sollten. Wählen Sie einige dieser Themen aus, bei denen Sie etwas verbessern wollen. Wenn Sie dafür bereit sind, beschäftigen Sie sich noch intensiver mit der Zielformulierung wie sie auf Seite 165 dargestellt ist; wir möchten Sie dazu ermutigen, denn wir wollen in Ihnen den Wunsch wecken, sich im Leben

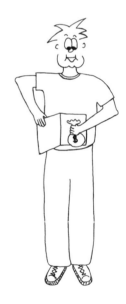

1. Beginnen Sie in einem integrierten Zustand, den Sie mit den *Schnellen Sechs* oder anderen Integrationsübungen herstellen.

2. Setzen Sie sich ein klares, positives Ziel, das den Themen Ihres Lebens gerecht wird. Sie können keine bessere Investition in sich selbst tätigen!

weiterzuentwickeln, und wir wollen Sie mit den Techniken und Möglichkeiten ausstatten, mit denen Sie dies auch erreichen können. Positive Ziele zu setzen ist die beste Investition in Sie selbst und in Ihr Leben.

3. Lassen Sie Ihre Abneigung gegen Veränderungen los.

3. Lassen Sie Ihre Abneigung gegen Veränderungen los.[1]

Sie müssen die Veränderung wirklich wollen. Oft sind negative Verhaltensmuster in unserem Unterbewusstsein die eigentlichen Blockaden, die uns in unserem Bemühen um Erfolg sabotieren. Es wurde tatsächlich immer wieder bewiesen, dass die meisten Menschen keine Angst davor haben zu versagen: Die meisten von uns haben Angst davor erfolgreich zu sein und es ist daher nützlich, den Stress auf das Thema „gut genug sein" aufzulösen. Bevor Sie an der Veränderung eines Verhaltensmusters oder auf ein bestimmtes Ziel hin arbeiten, macht es Sinn, das Für und Wider einer jeden positiven Veränderung ehrlich abzuwägen. Sie müssen auch Ihre Reaktionen auf Ihre Ängste vor Veränderungen und vor deren Auswirkungen auf Sie selbst und auf Ihre Beziehungen neu strukturieren. Vergessen Sie nie, dass jede Veränderung, auch die positive, Stress bedeutet, mit dem Sie richtig umgehen müssen. Affirmationen zum Stressabbau (auf Seite 167) sowie die *Positiven Punkte* und die Augenrotation sind dafür ein guter Anfang.

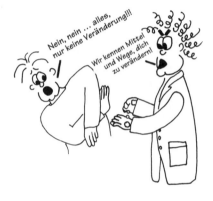

4. Visualisieren Sie, wie Sie Ihr Ziel erreichen, und stellen Sie eine damit zusammenhängende Handlung als Rollenspiel dar.

4. Visualisieren Sie, wie Sie Ihr Ziel erreichen, und stellen Sie das dazugehörige Handeln als Rollenspiel dar.

Ebenso wie Sie Ihren Erfolg vor Ihrem „geistigen Auge" sehen sollten, so sollten Sie auch die physischen Energiekreisläufe aktivieren, die Sie beim Erreichen Ihres Zieles unterstützen müssen. Dies kann in einem tatsächlichen Rollenspiel geschehen, wie zum Beispiel im Ausführen eines Schlages beim Golfspiel, wenn es das ist, was Sie verbessern wollen. Es kann sich aber auch um eine symbolische Geste handeln, wenn Ihr Ziel eher abstrakter Natur ist, wie etwa beim Thema Selbstachtung. Sollte das Ihr Ziel sein, könnten Sie sich symbolisch auf die Schulter klopfen oder Sie könnten sich vorstellen, eine Tür zu öffnen und durch einen Raum zu gehen, der angefüllt ist mit diesem positiven Selbstwertgefühl.

5. Verschaffen Sie sich über *Noticing* oder, wenn Sie ihn beherrschen, über den Muskeltest eine klare, objektive Einschätzung Ihres aktuellen (Funktions-) Zustandes im Hinblick auf Ihr Ziel.

Sie müssen sich alle Möglichkeiten bewusst machen, die Ihr Körper derzeit hat, um Sie am Erreichen Ihres Zieles zu hindern. *Noticing* und Muskeltest sind Selbsteinschätzungsmethoden, die Ihnen das Erkennen der Verhaltensmuster ermöglichen, die Sie an Ihrer bestmöglichen Leistung hindern. Die darauf abgestimmten Voraktivitäten auf den Seiten 168–170 helfen Ihnen, Ihre Energieblockaden zu erkennen.

5. Machen Sie sich klar, wie Ihr Organismus Sie zurzeit im Hinblick auf Ihr Ziel unterstützt.

6. Seien Sie bereit, Unsicherheit und Unerwartetes anzunehmen.

Veränderung bedeutet, dass wir uns aus unseren eingeübten Verhaltensmustern, mit denen wir auf unser Leben und seine Herausforderungen reagieren, lösen. Während unser Körper lernt, sich besser zu organisieren, schaffen wir uns damit die Möglichkeit, zeitweilig mit einer gewissen Unsicherheit zu leben. Dies äußert sich oft in einem Gefühl von Verwirrung oder innerer Leere; Sie sollten dieses Gefühl als einen Zustand des Übergangs in Ihrem Veränderungsprozess akzeptieren, den Sie sich mit Hilfe der Integrationsübungen (siehe Kapitel 7) erleichtern, und so der Integration die nötige Zeit lassen. Lernen Sie, diesen Zustand zu erkennen und sich in dieser Phase die nötige Zeit und Aufmerksamkeit zu schenken; überfordern Sie sich nicht und verlangen Sie nicht zu viel von sich, wenn Sie sich vielleicht hin und wieder nicht wohl fühlen.

6. Heißen Sie die Unsicherheit willkommen: Bevor eine höhere Integrationsebene erreicht wird, erlebt man oft ein Gefühl der Verwirrung.

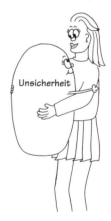

7. Mit Hilfe der Techniken zur Neustrukturierung von Gehirn und Körper werden Sie es schaffen!

Es reicht nicht, darüber Bescheid zu wissen: Nehmen Sie sich selbst in die Pflicht und nutzen Sie die Methoden zur Neustrukturierung, die Sie jetzt kennen, um Ihren Organismus auf eine höhere Funktionsebene – in eine neue Homöostase – zu führen. Dieses Buch gibt Ihnen ein hervorragendes Sortiment an gezielten Gehirn-Körper-Integrationsübungen in die Hand und Sie sind aufgefordert, auch andere Systeme, die Sie bereits kennen, mit einzubeziehen. Das kann ein Hobby, eine Sportart

7. Mit Hilfe der Integrationsübungen können Sie es schaffen!

oder eine Therapie sein, aber auch etwas so Einfaches wie ein Spaziergang oder ein Lied – es ist alles erlaubt, was Ihnen hilft, sich zu entspannen und ins Gleichgewicht zu kommen. Techniken wie Yoga, Tai-Chi und Tanz, die langsame, bewusste Bewegungen mit fließenden, graziösen Bewegungen verbinden, sind besonders geeignet. Es kommt entscheidend darauf an, dass Sie diese Techniken bewusst dafür einsetzen, Ihre Reaktionen auf einen bestimmten Stressor wieder in einen normalen, freien Fluss zu bringen. Denken Sie an Ihren Stressor oder an Ihr Ziel, während Sie die Übungen machen. Sie drücken sich nicht etwa vor einer Stresssituation, indem Sie etwas tun, was Ihnen besser gefällt; Sie strukturieren Ihre Reaktionen neu!

8. Ankern Sie positive Veränderungen mit der Nachaktivität: Fühlen Sie sich besser? Sind Sie effektiver? Fallen Ihnen die Dinge leichter?

8. Ankern Sie das Gelernte mit der Nachaktivität.

Um sicherzugehen, dass die Veränderung tatsächlich stattgefunden hat, müssen Sie das Erkennen und Akzeptieren des neu Gelernten durch Ihren Körper ankern. Wiederholen Sie dazu alle Voraktivitäten mit Hilfe des *Noticing* oder des Muskeltests und vergleichen Sie die Reaktionen Ihres Organismus. Haben Sie die Integrationsebene erreicht, die Sie sich vorgenommen haben? Wenn ja, dann brauchen Sie nichts weiter zu tun und können Ihr Ziel auf dieser neuen Ebene mit der vollen Unterstützung Ihres Organismus für Ihre bewusste Absicht ansteuern.

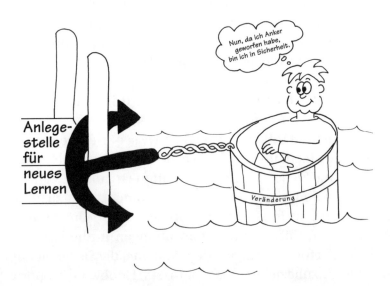

9. Erstellen Sie für sich einen Aktionsplan und verpflichten Sie sich zur Erhaltung Ihrer neu gewonnenen Integrationsebene.

Angesichts der täglichen Angriffe auf Ihre neu gewonnene Körper- und Sinnesintegration zahlt es sich aus, sich einen „Erhaltungsplan" zu erstellen, der auch Gehirn-Körper-Integrationsübungen mit einbezieht. Die neuen Energiekreisläufe immer wieder zu aktivieren verstärkt ihre Myelinschicht und verstärkt das Langzeitgedächtnis. Es lohnt sich auch, hin und wieder einen *Check-up* durchzuführen um festzustellen, ob die Stressoren des täglichen Lebens Ihrem „Optimalzustand" etwas anhaben konnten. Sollten Sie dies feststellen, kümmern Sie sich mit Hilfe der Integrationsübungen gleich darum!

9. Arbeiten Sie auf Ihr Ziel hin und erhalten Sie sich Ihre neu gewonnene Integration.

10. Feiern Sie, was Sie erreicht haben!
Erkennen Sie das an, was Ihnen jetzt leichter fällt oder glatter läuft. Feiern und Sichfreuen reduziert den Stress und hebt den Serotoninpegel im Gehirn an: Sie werden feststellen, dass Ihnen alles noch leichter fällt!

10. Feiern Sie!

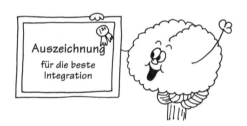

Bewegen Sie sich mit den folgenden Seiten Schritt für Schritt auf eine neue Herausforderung oder ein Ziel zu.

(Damit Sie diese Seiten (wie auch andere in diesem Buch) besser durcharbeiten und schriftliche Eintragungen machen können, ist es vielleicht günstig, sie zu kopieren und dabei auf das Format DIN A4 zu vergrößern.)

Die 10 Schritte der Veränderung
Übersicht

1. Ich stelle Lernbereitschaft her mit den *Schnellen Sechs* und _____
2. Ziel: Stressabbau zum Thema _____
3. Ich mache mich bereit für positive Veränderungen mit den Schnellen Sechs und ESR.
4. Ich visualisiere und aktiviere mein Ziel mit folgendem Rollenspiel: _____
5. Ich mache die Voraktivitäten. Ich bin in folgenden Bereichen nicht integriert: _____
   ❏ Elektrizität ❏ Emotionen ❏ Gehirn-Körper-Integration ❏ Sehen ❏ Hören ❏ Feinmotorik

Ich habe Folgendes bemerkt: _____
6. Ich lasse positive Veränderungen zu und gebe mir Zeit und Raum dafür.
7. Ich gehe dieses Thema an mit Hilfe der *Schnellen Sechs* und der folgenden weiteren Übungen:

Elektrizität	Gehirn-Körper-Integration	Emotionen	Sehen
❏ Wasser trinken	❏ Überkreuzbahnung	❏ Emotionaler Stressabbau	❏ Liegende Acht für die Augen
❏ Energieschalter	❏ Koordinationsreflexpunkte	❏ Augenrotation	❏ Augenpunkte
❏ Cook-Übung	❏ Rückenmarksflüssigkeitspumpe	❏ Ankern	❏ Palmieren
❏ Wechselseitiges Atmen	❏ Energetisierer	**Hören**	**Feinmotorik**
	❏ Sehnenschutzreflex lösen	❏ Ohren entfalten	❏ Liegende Acht für das Schreiben
	❏ Nacken- und Schultermuskulatur lösen	❏ Eule	❏ Alphabet-Acht
	❏ Spannungen und Kopfschmerzen wegreiben	❏ Lösen der Nackenmuskulatur nach Hyperton-X	❏ Kleeblatt

8. Ich mache die Nachaktivitäten und notiere die Veränderungen: _____
   Ich bin mit der erreichten Veränderung zufrieden. ❏ Ja ❏ Nein

Wenn Sie bei Punkt 8 das Ja angekreuzt haben, dann haben Sie Ihre Arbeit erfolgreich beendet. Wenn Sie das Nein angekreuzt haben, wiederholen Sie einfach die Schritte 6–8 und fügen Sie neue Integrationsübungen hinzu, bis Sie die gewünschte Verbesserung erreichen.

9. Ich werde meinen persönlichen Aktionsplan durchführen und wähle aus den Übungen auf Seite 174 die folgenden zur Erhaltung der positiven Veränderungen: _____

10. Ich feiere das neu Gelernte mit . _____

1. Lernbereitschaft herstellen

Benutzen Sie die *Schnellen Sechs* und andere Gehirn-Körper-Integrationstechniken oder andere Aktivitäten wie Tai-Chi, Yoga, einen Spaziergang oder ein heißes Bad: alles, was Sie in einen Zustand vollständiger Integration von Gehirn und Körper bringt und Ihnen ein Wohlgefühl vermittelt. Denken Sie daran, sich wenn möglich einen angenehmen Platz zu suchen, an dem Sie nicht abgelenkt werden.

Ich beginne mit:

_____

_____

2. Ein klares, positives Ziel setzen

Als Ihr Ziel können Sie sich einfach vornehmen, weiter am Abbau der Stressreaktionen zu arbeiten, die Ihnen beim Lesen dieses Buches bewusst geworden sind. Wenn Sie damit zufrieden sind, werden Sie weitere lohnende Themen finden und bearbeiten wollen. Viele Menschen sehen vor lauter Bäumen den Wald nicht. Deshalb ist es wichtig zu wissen, was Sie wollen, sodass Ihr Gehirn und Ihr Körper zusammenarbeiten und Sie an Ihr Ziel bringen können! Wenn Ihnen nichts anderes einfällt, machen Sie den „Grabsteintest". Was soll nach Ihrem Tod von Ihnen und Ihrem Leben in Erinnerung bleiben (und auf Ihrem Grabstein stehen)? Was ist Ihnen in Ihrem Leben wirklich wichtig?

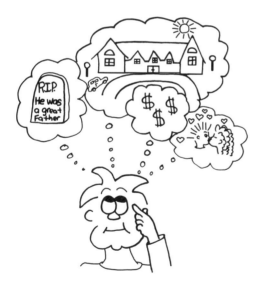

Auch wenn sich das vielleicht sehr einfach und auch befremdlich anhört, so können Sie damit dennoch klären, was für Ihre langfristigen Ziele wichtig und was unwichtig ist. Sie können sofort damit beginnen, unbedeutende Stressoren zu reduzieren und zu eliminieren, wie etwa Menschen und Erwartungen, die dem, was Sie wirklich von Ihrem Leben erwarten, nicht zuträglich sind. Beziehen Sie Stellung! Sagen Sie nicht immer zu allem Ja, nicht zu allen freiwilligen Aufgaben und nicht zu Einladungen von Leuten, die Sie wirklich nicht mögen. Betrachten Sie Ihre Zeit und Ihre Energie als Ihr Vermögen, das gepflegt und gezielt eingesetzt werden muss. Damit Ihnen das leicht fällt, benutzen Sie die Stressmanagement-Techniken, die Sie in diesem Buch gelernt haben.

Tipps für das Zielesetzen[3]
Orientieren Sie sich beim Zielesetzen an folgenden Kriterien:
Ihr Ziel sollte ...
1. klar und positiv formuliert sein.
2. messbar sein – sodass Sie Ihren Fortschritt einschätzen können.
3. erreichbar sein – geben Sie sich einen vernünftigen Zeitraum, in dem Sie Ihr Ziel erreichen wollen.
4. realistisch sein – setzen Sie sich nur solche Ziele, die Sie nach realistischer Einschätzung auch wirklich erreichen können.
5. zeitlich strukturiert sein – geben Sie sich Hilfestellung, indem Sie einen Aktionsplan entwerfen, an den Sie sich halten können.

Im Folgenden zeigen wir Ihnen ein einfaches Modell für langfristiges Zielesetzen, damit Sie festlegen können, welche Ziele Ihren Lebenszweck am besten unterstützen. Wir empfehlen, sich für die Beschäftigung mit jedem der Bereiche, die zu einem harmonischen Leben beitragen, ausreichend Zeit zu nehmen. Lassen Sie sich von dieser Aufgabe nicht überfordern. Teilen Sie Ihr Vorhaben in Abschnitte ein, wohl wissend, dass Sie schließlich zu einer neuen, klareren Einschätzung dessen gelangen werden, was Sie tatsächlich wollen, und dass Sie jetzt über effektive Techniken verfügen, mit denen Sie Ihr Ziel auch erreichen können.

Wägen Sie Ihre persönlichen, langfristigen Ziele ab. Sie sollten zu jedem der unten stehenden Bereiche mindestens ein Ziel finden. Teilen Sie sich dieses Vorhaben so ein, dass Sie sich in Ruhe damit beschäftigen können.

Karriere/Beruf:

Finanzen:

Familie und gesellschaftliches Umfeld:

Körperliches Wohlbefinden (Fitness, Wandern u. Ä.):

Persönliche Weiterentwicklung (Reisen, Fortbildung, Hobbys usw.):

Spiritualität:

Zur effektiven Zielsetzung gehört die Aufteilung des Vorhabens in einzelne Abschnitte, die leicht zu bewältigen sind. Wenn Sie zum Beispiel ein bestimmtes Ziel innerhalb von fünf Jahren erreichen wollen, was muss dann im ersten Jahr an erster Stelle stehen? Damit Sie das erreichen, was muss nächsten Monat getan werden? – Um sich die Antwort darauf zu erleichtern, überlegen Sie, welche Vorbereitungen Sie *in dieser Woche* zu treffen haben. Große Ziele werden dadurch erreicht, dass man viele winzig kleine Schritte nacheinander macht! Mehr zum Thema Zielsetzung finden Sie in Wayne Toppings Buch *Success over Distress* (S. 67) und in Barbara Sheirs *Wishcraft*.

3. Positive Veränderungen zulassen

Benutzen Sie positive Affirmationen, um Ihr Ziel von Stress zu befreien und die Veränderung so sanft und leicht wie möglich geschehen zu lassen. Wir sabotieren uns selbst oft, weil wir Probleme mit unserem Selbstwertgefühl haben. Arbeiten Sie mit den vorgeschlagenen Affirmationen oder formulieren Sie eigene Aussagen zu Ihrem Thema und seien Sie sich stets deren Wirkung auf Ihren Geist und Körper bewusst. Lösen Sie Stress ab mit Hilfe der *Positiven Punkte*, der Augenrotation und anderer Integrationsübungen. Denken Sie wieder an Ihre Zielaussage und beachten Sie positive Veränderungen in Ihren geistigen und körperlichen Reaktionen. Die folgenden Beispiele für Affirmationen stammen aus Wayne Toppings *Success over Distress* und *Stress Release*:

■ Selbstachtung
1. Ich mag mich.
2. Ich liebe mich.
3. Ich liebe mich bedingungslos.
4. Ich bin es wert, geliebt zu werden.
5. Ich verdiene Lob, Bewunderung und Respekt.

■ Finanzen
1. Ich bin erfolgreich.
2. Andere Menschen bezahlen mich gerne für meine Leistungen.
3. Ich halte es nicht länger für falsch, wohlhabend zu sein.
4. Ich befasse mich nicht mehr länger mit hinderlichen Vorstellungen über Geldverdienen und Wohlstand.
5. Ich verdiene es, reich zu sein.

■ Selbstzweifel
1. Man schätzt mich.
2. Ich bin erfolgreich.
3. Ich akzeptiere die Konsequenzen meiner Entscheidungen.
4. Es ist in Ordnung, Angst zu haben.
5. Ich bringe zu Ende, was ich angefangen habe.

■ Erfolg
1. Ich bin stolz auf das, was ich erreicht habe.
2. Ich habe genügend Energie, um das zu erreichen, was ich mir vorgenommen habe.
3. Ich habe Selbstvertrauen, inneren Antrieb und Entschlossenheit.
4. Ich habe Freude daran, Dinge zu Ende zu bringen.
5. Ich verdiene es, erfolgreich zu sein.

■ Zielsetzung
1. Es fällt mir leicht, mir Ziele zu setzen.
2. Ich denke grundsätzlich mit Entschlossenheit und Entscheidungsfreude.
3. Ich habe Freude an der Verantwortung.
4. Ich weiß, was ich vom Leben erwarte.
5. Ich habe die Kraft, meine Träume zu leben.

■ Gewichtsabnahme
1. Ich esse, um zu leben.
2. Ich glaube, ich kann Gewicht verlieren.
3. Ich will Gewicht verlieren.
4. Ich mag meinen Körper.
5. Ich bin einer guten Figur würdig.

4. Das Ziel aktivieren

Visualisieren Sie Ihr Ziel und stellen Sie das dazugehörige Handeln als Rollenspiel dar.
Ich stelle mir vor:

1. _____
2. _____

Ich tue Folgendes:

1. _____
2. _____

5. Noticing: Wie funktionieren Sie im Moment?

Allgemeine Voraktivitäten:

1. Nach einer körperlichen Aktivität, die mit Ihrem Ziel in Zusammenhang steht, denken Sie an Ihr Ziel und registrieren Sie objektiv die Reaktionen Ihres Körpers. Achten Sie darauf, wie Ihre Körperhaltung im Verhältnis zum Boden ist (zum Beispiel aufrecht, nach vorne, hinten oder zur Seite schwankend).
2. Registrieren Sie jede Spannung, Schmerz oder Schwäche in Ihrem Körper und wo sie sich befindet (zum Beispiel in Beinen, Rücken, Schultern, Nacken, Magen, Brust, Hals, Kiefer).
3. Schauen Sie einen Gegenstand direkt vor sich an. Sehen Sie diesen klar oder verschwommen?
4. Hören Sie auf ein Geräusch im Raum. Klingt es blechern oder angenehm? Hören Sie mit beiden Ohren gleich?
5. Heben Sie Ihren Arm 30 Grad vor Ihrem Körper an. Fällt Ihnen das leicht oder schwer? ❏ Leicht ❏ Schwer
6. Halten Sie Ihren Arm für 30 Sekunden in dieser Position. Fällt Ihnen das leicht oder schwer? ❏ Leicht ❏ Schwer
7. Notieren Sie sich die interessantesten Reaktionen Ihres Körpers, während Sie an Ihre Herausforderung oder Ihr Ziel dachten und während Sie sie in körperliche Bewegung umsetzten.

Nachdem Sie nun die allgemeinen Reaktionen Ihres Körpers wahrgenommen haben, machen Sie die spezielle Voraktivität Ihrer Wahl:

Körperelektrizität

1. Sind Sie wach und aufmerksam?
   ❏ Ja ❏ Nein
2. Sind Sie konzentriert? ❏ Ja ❏ Nein
3. Verstehen und begreifen Sie rasch?
   ❏ Ja ❏ Nein
4. Haben Sie einen klaren Kopf?
   ❏ Ja ❏ Nein

Gehirn-Körper-Integration

1. Machen Sie einige *Überkreuzbewegungen*, wobei Sie jeweils einen Arm und das gegenüberliegende Bein bewegen.
2. Setzen Sie sich schnell hin und machen Sie den Muskeltest mit Ihrem Oberschenkelmuskel.
   a) Heben Sie Ihr Bein an und üben Sie Druck auf Ihren Oberschenkel aus. Bleibt der Muskel stark?
      ❏ Ja ❏ Nein
   b) Kneifen Sie in den Muskelbauch und drücken Sie Ihren Oberschenkel wieder nach unten. Gibt der Muskel nach?
      ❏ Ja ❏ Nein
   c) Streichen Sie auf dem Muskelbauch nach außen und testen Sie wieder.

Bleibt der Muskel stark?
❏ Ja ❏ Nein
3. Koordinationstest: Fassen Sie mit Ihrer linken Hand Ihre Nase an und greifen Sie mit Ihrer rechten Hand quer über Ihr Gesicht nach Ihrem linken Ohr. Dann wechseln Sie – die linke Hand ergreift das rechte Ohr und die rechte Hand fasst an die Nase. Wechseln Sie dann wieder. Fällt es Ihnen leicht oder schwer, zu denken und gleichzeitig zu handeln?
❏ Leicht ❏ Schwer

Emotionaler Stress
Denken Sie an eine Stresssituation, die mit Ihrem Ziel in Zusammenhang steht. Nehmen Sie Ihre körperlichen Reaktionen wahr, während Sie sich die emotionale Stresssituation vorstellen.

Sehen
Kreuzen Sie die Punkte an, bei denen Sie in irgendeiner Weise unwohl fühlen oder bei denen sich irgendein Symptom verschlimmert:
❏ Schauen Sie nach oben
❏ Schauen Sie nach unten
❏ Schauen Sie nach links
❏ Schauen Sie nach rechts
❏ Halten Sie Ihr rechtes Auge zu
❏ Halten Sie Ihr linkes Auge zu
❏ Bewegen Sie Ihre Augen wie beim Lesen hin und her (20 Mal)
❏ Blicken Sie in die Nähe
❏ Blicken Sie in die Ferne
❏ Bewegen Sie Ihre Hand neben Ihrem Kopf hin und her und schauen Sie dabei nach vorne (peripheres Sehen)
❏ Lesen Sie laut
❏ Lesen Sie leise

Hören
Gehen Sie die Checkliste durch und achten Sie dabei auf die Qualität und auf Ihr Verständnis dessen, was Sie hören, und auf Spannungen in Ihrem Körper. Kreuzen Sie die Punkte an, bei denen Sie Schwierigkeiten hatten.
❏ Drehen Sie Ihren Kopf nach rechts und achten Sie auf das, was Sie hören.
❏ Drehen Sie Ihren Kopf nach links und achten Sie auf das, was Sie hören.
❏ Halten Sie Ihr rechtes Ohr zu und achten Sie auf das, was Sie hören.
❏ Halten Sie Ihr linkes Ohr zu und achten Sie auf das, was Sie hören.
❏ Lesen Sie laut und achten Sie darauf, ob Ihre Stimme angenehm klingt.
❏ Lassen Sie sich von jemandem eine siebenstellige Telefonnummer sagen und wiederholen Sie diese. (Aktivierung des Kurzzeitgedächtnisses)
❏ Sagen Sie schnell auf, was Sie heute gefrühstückt haben. (Aktivierung der mittelfristigen Gedächtnisses)
❏ Was war in Ihrer Kindheit Ihr Lieblingsspielzeug? (Aktivierung des Langzeitgedächtnisses)
❏ Zählen Sie einige Zahlen zusammen. (Aktivierung der mathematischen Fähigkeiten)
❏ Lassen Sie sich von jemandem ein Wort nennen und buchstabieren Sie es.

Feinmotorik
1. Denken Sie an eine schriftliche Aufgabe und beginnen Sie damit: Nehmen Sie wahr, wie Sie sich fühlen.
2. Schreiben Sie einen Satz auf ein Stück Papier. Betrachten Sie bewusst die Qualität Ihrer Schrift.
3. Betrachten Sie die linke Seite, den Mittelteil

und die rechte Seite dieser Zeile. Fühlen sich die Abschnitte unterschiedlich an? Wenn ja, wie?
4. Schreiben Sie das ganze Alphabet. Fühlen sich irgendwelche Buchstaben seltsam an?
5. Malen Sie Schleifen.

6. Unsicherheit und Unerwartetes annehmen

Denken Sie daran, dass Sie sich in der Zeit, in der Sie Ihren Bedarf an verbesserten neuralen Verbindungen und Gehirn-Körper-Integration feststellen, manchmal unwohl fühlen können. Geben Sie sich selbst den nötigen Raum und die Zeit, die Sie brauchen um Klarheit und inneres Gleichgewicht wiederherzustellen und gönnen Sie sich die Gehirn-Körper-Integrationsübungen oder etwas anderes, nach dem Ihr Körper verlangt und das Ihnen gut tut (einschließlich ausreichend Schlaf!).

Ich gönne mir Zeit und Raum für: _____

7. Die Gehirn-Körper-Integrationsübungen einsetzen

Wählen Sie aus den verschiedenen Techniken, die wir Ihnen in diesem Buch vorgestellt haben, oder wenden Sie etwas anderes an, das Sie bereits kennen und von dem Sie glauben, dass es für Sie das Richtige ist.

■ Körperelektrizität
  ❑ Wasser trinken
  ❑ Energieschalter
  ❑ Cook-Übung
  ❑ Wechselseitiges Atmen

■ Gehirn-Körper-Integration
  ❑ Überkreuzbahnung
  ❑ Koordinationsreflexpunkte
  ❑ Rückenmarksflüssigkeitspumpe
  ❑ Energetisierer
  ❑ Sehnenschutzreflex lösen

- ❏ Nacken- und Schultermuskulatur lösen
- ❏ Spannungen und Kopfschmerzen wegreiben
- ❏ Gähnen

▪ Hören
- ❏ Ohren ausfalten
- ❏ Eule
- ❏ Nackenmuskulatur lösen nach Hyperton-X

▪ Emotionen
- ❏ Emotionaler Stressabbau
- ❏ Augenrotation
- ❏ Ankern

▪ Feinmotorik
- ❏ Liegende Acht für das Schreiben
- ❏ Alphabet-Acht
- ❏ Kleeblatt

▪ Sehen
- ❏ Liegende Acht für die Augen
- ❏ Augenpunkte
- ❏ Palmieren

8. Das Gelernte ankern: die Nachaktivität

Körperelektrizität

1. Sind Sie wacher und aufmerksamer?
   ❏ Ja ❏ Nein
2. Sind Sie konzentrierter? ❏ Ja ❏ Nein
3. Verstehen und begreifen Sie rascher?
   ❏ Ja ❏ Nein
4. Haben Sie einen klareren Kopf?
   ❏ Ja ❏ Nein
5. Fühlen Sie sich entspannter?
   ❏ Ja ❏ Nein
6. Sind Sie ohne körperliche Anzeichen von Stress? ❏ Ja ❏ Nein

Gehirn-Körper-Integration

1. Denken Sie an Ihre Herausforderung. Nehmen Sie bewusst die Reaktionen Ihres Körpers wahr, und wie Sie sich fühlen. Stellen Sie einen Unterschied zur Voraktivität fest?
2. Stellen Sie eine mit Ihrer Herausforderung in Zusammenhang stehende Handlung als Rollenspiel dar und bringen Sie dabei Ihren ganzen Körper zum Einsatz. Stellen Sie einen Unterschied fest?
3. Machen Sie einige Überkreuzbewegungen, wobei Sie immer einen Arm und das gegenüberliegende Bein gleichzeitig bewegen. Fällt Ihnen das jetzt leichter?
4. Setzen Sie sich schnell hin und wiederholen Sie den Test mit dem Oberschenkelmuskel. Kreuzen Sie bei den folgenden Fragen Ja oder Nein an:
   a) Heben Sie Ihr Bein an und üben Sie Druck auf Ihren Oberschenkel aus. Bleibt der Muskel stark?
      ❏ Ja ❏ Nein
   b) Kneifen Sie in den Muskelbauch und

drücken Sie Ihren Oberschenkel wieder nach unten. Gibt der Muskel nach?
❏ Ja ❏ Nein

c) Streichen Sie auf dem Muskelbauch nach außen und testen Sie dann wieder. Bleibt der Muskel stark? ❏ Ja ❏ Nein

5. Koordinationstest: Fassen Sie mit Ihrer linken Hand Ihre Nase und greifen Sie mit Ihrer rechten Hand quer über Ihr Gesicht nach Ihrem linken Ohr. Dann wechseln Sie – die linke Hand ergreift das rechte Ohr und die rechte Hand fasst an die Nase. Wechseln Sie wieder. Fällt es Ihnen jetzt leichter, gleichzeitig zu denken und zu handeln?
❏ Ja ❏ Nein

6. Haben diese Tests einen ungehinderten Nachrichtenaustausch zwischen Muskeln und Gehirn ergeben, oder benötigen Sie noch weitere Integrationsübungen?
❏ Ja ❏ Nein

Ich benötige noch mehr Integrationsübungen, und zwar: _____

_____

Emotionaler Stress
Denken Sie wieder an Ihre Stresssituation. Nehmen Sie den Unterschied und die positiven Veränderungen in Ihren Reaktionen auf den Stressor wahr. Bemerken Sie einen Unterschied in Ihren emotionalen Reaktionen?
Ich habe Folgendes bemerkt:

_____

Sehen
Kreuzen Sie die Punkte an, bei denen Sie sich in irgendeiner Weise unwohl fühlen oder bei denen sich ein Symptom verschlimmert.

❏ Schauen Sie nach oben
❏ Schauen Sie nach unten
❏ Schauen Sie nach rechts
❏ Schauen Sie nach links
❏ Halten Sie Ihr rechtes Auge zu
❏ Halten Sie Ihr linkes Auge zu
❏ Bewegen Sie Ihre Augen wie beim Lesen hin und her (20 Mal)
❏ Blicken Sie in die Nähe
❏ Blicken Sie in die Ferne
❏ Bewegen Sie Ihre Hand neben Ihrem Kopf hin und her und schauen Sie dabei nach vorne (peripheres Sehen)
❏ Lesen Sie laut
❏ Lesen Sie leise
❏ Welche Unterschiede bemerken Sie?

Hören
Gehen Sie die Checkliste durch und achten Sie dabei auf die Qualität und auf Ihr Verständnis dessen, was Sie hören, und auf Spannungen in Ihrem Körper. Kreuzen Sie die Punkte an, bei denen Sie Schwierigkeiten haben. Bemerken Sie einen Unterschied?
❏ Drehen Sie Ihren Kopf nach rechts und achten Sie auf das, was Sie hören.
❏ Drehen Sie Ihren Kopf nach links und achten Sie auf das, was Sie hören.
❏ Halten Sie Ihr rechtes Ohr zu und achten Sie auf das, was Sie hören.
❏ Halten Sie Ihr linkes Ohr zu und achten Sie auf das, was Sie hören.
❏ Lesen Sie laut und achten Sie darauf, ob Ihre Stimme angenehm klingt.
❏ Lassen Sie sich von jemandem eine siebenstellige Telefonnummer sagen und wiederholen Sie diese. (Aktivierung des Kurzzeitgedächtnisses)
❏ Zählen Sie schnell auf, was Sie heute ge-

frühstückt haben. (Aktivierung des mittelfristigen Gedächtnisses)
- ❏ Was war in Ihrer Kindheit Ihr Lieblingsspielzeug? (Aktivierung des Langzeitgedächtnisses)
- ❏ Zählen Sie einige Zahlen zusammen. (Aktivierung der mathematischen Fähigkeiten)
- ❏ Lassen Sie sich von jemandem ein Wort nennen und buchstabieren Sie es.

Feinmotorik
1. Beginnen Sie wieder mit Ihrer schriftlichen Aufgabe. Fällt sie Ihnen leichter als zuvor?
2. Schreiben Sie einen Satz auf ein Stück Papier. Betrachten Sie bewusst die Qualität Ihrer Schrift.
3. Betrachten Sie die linke Seite, den Mittelteil und die rechte Seite dieser Zeile. Fühlen Sie die Abschnitte unterschiedlich an? Wenn ja, wie?
4. Schreiben Sie das ganze Alphabet. Fühlen sich die Buchstaben anders an oder sehen sie anders aus?
5. Malen Sie Schleifen.
6. Ich möchte noch weitere Verbesserungen erreichen. ❏ Ja ❏ Nein
7. Ich benötige keine weiteren Gehirn-Körper-Integrationsübungen. ❏ Ja ❏ Nein

Allgemeine Nachaktivitäten
1. Stellen Sie sich bequem hin und denken Sie noch einmal an Ihre Herausforderung oder an Ihr Ziel. Machen Sie sich jetzt objektiv bewusst, was Ihr Körper tut, und denken Sie dabei daran, dass es hier kein Richtig oder Falsch gibt, sondern nur das, was Sie fühlen. Nehmen Sie jede Veränderung gegenüber der Voraktivität wahr. Nehmen Sie Ihre Körperhaltung im Verhältnis zum Boden wahr (zum Beispiel aufrecht, schwankt nach vorne, hinten oder nach der Seite).
2. Fühlen Sie in sich hinein, ob Sie noch irgendeine Spannung, Schmerzen oder Schwäche in Ihrem Körper spüren. Wenn ja, wo? (Beine, Rücken, Schultern, Nacken, Magen, Brust, Hals, Kiefer)
3. Schauen Sie auf einen Gegenstand direkt vor sich. Sehen Sie diesen klar oder verschwommen?
4. Hören Sie auf ein Geräusch im Raum. Klingt es blechern oder angenehm? Hören Sie mit beiden Ohren gleich?
5. Heben Sie Ihren Arm 30 Grad vor Ihrem Körper an. Fällt Ihnen das leicht oder schwer? ❏ Leicht ❏ Schwer
6. Halten Sie Ihren Arm für 30 Sekunden in dieser Position. Fällt Ihnen das leicht oder schwer? ❏ Leicht ❏ Schwer
7. Notieren Sie sich die interessantesten Reaktionen Ihres Körpers, während Sie die Nachaktivität durchführen. Welche Bedeutung haben sie?

Gibt es zurzeit irgendwelche Reaktionen Ihres Körpers, an denen Sie noch arbeiten wollen? Welche Techniken wollen Sie anwenden?

9. Mein persönlicher Aktionsplan

1. Mein Ziel ist, Stressoren auf folgenden Gebieten abzubauen:

2. Wie ich mich innerlich fühlen möchte:

3. Wie ich mein Verhalten im Zusammenhang mit den alten Stressauslösern verändern möchte:

4. Meine Vorgehensweise – ich bin bereit, Folgendes zu tun:

5. Ich werde folgende Gehirn-Körper-Integrationsübungen anwenden, um meine neu gewonnene Integration auf möglichst einfache Weise zu erhalten:

■ **Körperelektrizität**
❏ Wasser trinken
❏ Energieschalter
❏ Cook-Übung
❏ Wechselseitiges Atmen

■ **Gehirn-Körper-Integration**
❏ Überkreuzbahnung
❏ Koordinationsreflexpunkte
❏ Rückenmarksflüssigkeitspumpe
❏ Energetisierer
❏ Sehnenschutzreflex lösen
❏ Nacken- und Schultermuskulatur lösen
❏ Spannungen und Kopfschmerzen wegreiben
❏ Gähnen

■ **Hören**
❏ Ohren entfalten
❏ Eule
❏ Lösen der Nackenmuskulatur nach Hyperton-X

■ **Emotionen**
❏ Emotionaler Stressabbau
❏ Augenrotation
❏ Ankern

■ **Feinmotorik**
❏ Liegende Acht für das Schreiben
❏ Alphabet-Acht
❏ Kleeblatt

■ **Sehen**
❏ Liegende Acht für die Augen
❏ Augenpunkte
❏ Palmieren

6. Ich werde jede Übung ... Mal pro Tag machen (mindestens jedoch drei Mal).
Ich werde die Übungen ... Wochen lang machen. (Für eine Verhaltensänderung brauchen Sie mindestens drei Wochen.)

7. Ich werde regelmäßig überprüfen, ob irgendwelche neuen Stressoren meine Integration negativ beeinflussen.

8. Ich lege fest und behalte in Erinnerung, dass ich als Nächstes an folgendem Thema arbeiten werde: _____

10. Feiern!

Das Ritual des Feierns erhöht nicht nur die Produktion Ihrer chemischen „Wohlfühl-Botenstoffe", es verankert außerdem die Verbesserung Ihrer Fähigkeiten und die Kommunikation zwischen Gehirn und Körper. Nehmen Sie sich deshalb einen Moment Zeit dafür, sich selbst Anerkennung zu zollen; ein einfaches, bestätigendes Ja kann diesen Zweck schon erfüllen!

Ich werde meine positiven Veränderungen wie folgt feiern:

_____

_____

Ich werde alle Schritte meines Veränderungsprozesses auf dem Übersichtsblatt auf Seite 164 festhalten.

Wenden Sie diese Schritte auf jede neue Herausforderung und auf jedes Ziel an!

Wenn Sie bereit, willens und in der Lage sind, beginnen Sie mit dem nächsten Schritt in Richtung Integration wieder beim ersten Punkt. Das Leben ist ein permanenter Prozess – warum daraus nicht eine Aufwärtsentwicklung machen? Indem wir uns ständig bewusst machen, wie wir in dieser Welt agieren und reagieren, können wir unseren Organismus zu größerer Effektivität erziehen!

Vergessen Sie nicht, dass alte, vertraute Verhaltensmuster, die uns geistig, körperlich und seelisch blockieren, immer und immer wieder von ähnlichen Stressoren ausgelöst werden können, bis ein neuer, integrierter Zustand an deren Platz getreten ist. Lassen Sie sich nicht entmutigen. Wenn Sie dies wünschen, können Sie professionelle Hilfe in Anspruch nehmen oder sich in fortgeschrittenen Techniken ausbilden lassen und so diese alten Probleme schneller und auf einer tieferen Ebene ablösen. Inzwischen hat der Veränderungsprozess aber bereits begonnen und Sie sind auf dem richtigen Weg.

Der einzige Preis, den Sie bereit sein müssen zu bezahlen, wenn Sie die Verantwortung für sich selbst übernehmen, ist die Aufgabe Ihrer Opferrolle. Sie können niemals mehr sagen: „So bin ich nun mal! Ich kann´s einfach nicht besser!" Sie können auf eine höhere Funktionsebene kommen und Sie können es besser. Diese Seiten beinhalten einfache, effektive und wirkungsvolle Hilfe. Es liegt an Ihnen, ob Sie die Eigenverantwortung und den Willen haben, diese Hilfe anzunehmen und umzusetzen. Wenn Sie sich dafür entschieden haben und den Unterschied an sich selbst spüren, dann suchen Sie hoffentlich nach weiteren Antworten.

Kapitel 12

Schlusswort

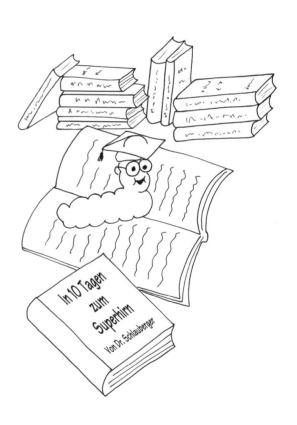

> »*Wir können das Zellgedächtnis sowohl psychologisch als auch physiologisch ändern, wann immer wir die* ENTSCHEIDUNG *treffen, das zu tun. Genauso wie wir Muskelzellen für eine neue Funktion trainieren können, können wir Erinnerungszellen im Gehirn neu trainieren.*«
>
> **Gordon Stokes und Daniel Whiteside** (in: *Tools of the Trade*, S. 80)

Sie können es schaffen

Wie geht es weiter? Es gibt viele Bereiche, in denen Sie sich weiterentwickeln können, wenn Sie bereit sind, sich selbst besser kennen zu lernen und sich neue Fähigkeiten anzueignen. Zu diesen Bereichen gehören zum Beispiel:
- Persönliche Organisation
- Zeitmanagement
- Ernährung
- Formulierung lang- und kurzfristiger Ziele und Aktionspläne
- Sinnesintegration
- Körperliche Fitness
- Lernen mit dem ganzen Gehirn

Zur Unterstützung Ihrer weiteren persönlichen Entwicklung gibt es sehr viel gute Literatur. Ich empfehle in diesem Zusammenhang *Success over Distress* von Wayne Topping als kinesiologische Einführung in diese Gebiete sowie das *Brain-Gym®-Lehrerhandbuch* von Paul Dennison zur vertieften Beschäftigung mit Gehirn-Körper-Integrationsübungen.

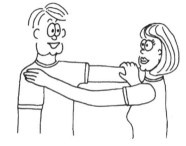

Kurse auf den Gebieten *Brain-Gym®*, *Touch For Health* und *Three In One Concepts* sind weitere, außergewöhnliche Möglichkeiten, sich selbst kennen zu lernen und positive Veränderungen zu erreichen. Die Kinesiologie lehrt in allen Kursen einfache, aber tief reichende Techniken, die die Verbindung zwischen Gehirn und Körper in Gang bringen und die Leistungsfähigkeit steigern.

Viele Kurse bei anerkannten Instituten lehren auch das Muskeltesten als Biofeedback-Methode, mit der wir Informationen aus unserem Gehirn und Zentralnervensystem abrufen können. Wie bereits erwähnt können wir mit Hilfe des Muskeltests ablesen, ob wir es mit geistigem, körperlichem oder emotionalem Stress zu tun haben oder nicht. Hinweise auf Kurse und Kinesiologieanwender finden Sie im Anhang.

Anhang

Anmerkungen

Kapitel 1: Den Kurs abstecken

1. Jensen, Eric: *Brain-Based 6 Day Certification Manual*, S. 36
2. Ich nehme hier Bezug auf *Brain-Based Learning and Teaching* von Eric Jensen, S. 120-121, in dem eine Zusammenfassung der verschiedenen „Organisationstypen" des Gehirns von Delta bis Super-Beta sowie die unterschiedlichen Lerntypen, die mit den jeweiligen „Organisationstypen" des Gehirns am besten harmonieren, aufgeführt sind. Jensen bringt auch offensichtliche physiologische Anzeichen der verschiedenen negativen Organisationszustände in Zusammenhang mit den am häufigsten angewandten Techniken zur Veränderung dieser Zustände: Es werden Aktivitäten, Umgebung, Menschen usw. verändert. Diese Veränderung kann auch einfach durch Wassertrinken, Änderung der Stimmlage, Ortswechsel, Licht oder Musik herbeigeführt werden.
3. Ebenda, S. 117
4. Ein kurzer Überblick über die Geschichte der Kinesiologie:

   Die *Applied Kinesiology* entwickelte sich aus den Beobachtungen von Medizinern und Therapeuten, die die Wechselbeziehung zwischen Muskeln und Bewegung einerseits und Veränderungen innerhalb des Organismus – einschließlich der Gehirnfunktionen – andererseits erkannten. Das Messinstrument Muskeltest – einen Muskel identifizieren und testen, ob dieser unter Stress stark bleibt oder nicht – wurde zum ersten Mal zu Beginn des 19. Jahrhunderts von einigen Medizinern eingesetzt. Mit dem Fortschritt in den medizinisch-wissenschaftlichen Diagnosemethoden geriet der Muskeltest in Vergessenheit und wurde erst später von Naturheilkundlern und Chiropraktikern wegen seines natürlichen Biofeedbacks wieder entdeckt.

   Der Chiropraktiker Dr. George Goodheart, der den Zusammenhang zwischen Muskeln und Körperfunktionen und der Meridianenergie entdeckte, gründete in den sechziger Jahren des 20. Jahrhunderts für Mediziner das *International College of Applied Kinesiology*. Dr. John Thie, ein Kollege von Goodheart, erkannte die Notwendigkeit, die Grundlagen der Gesundheitsvorsorge auch Laien zugänglich zu machen. In seinem Grundlagenwerk *Touch For Health*, das zum ersten Mal 1973 erschien, kombinierte er eine Einführung in die Grundlagen der Punkte und Schalter des menschlichen Körpers mit bestimmten Aspekten der östlichen Theorie von der Meridianenergie. Dieses Werk diente als Ausbildungsprogramm und war der Beginn einer weltweiten Bewegung für die Eigenverantwortung des Laien, das seither Lehrer, Mediziner, Heilkundler, Psychologen und viele andere angezogen hat. Viele Zweige, die sich aus dem *Touch For Health* entwickelt haben, werden unter dem Begriff *Specialized Kinesiology* zusammengefasst. Auf diesem Gebiet befasst sich dieses Buch mit Stressmanagement sowie den Auswirkungen auf Lernen und Handeln.
5. Holdway, Ann: *Kinesiology*, S. 11
6. Ich habe meine Formel in Anlehnung an die Arbeit von *Three In One Concepts,* wo von „Ereignis + Wahrnehmung + intensive Emotion = Fusion" gesprochen wird, entwickelt. Stressabbau wird dort als „Defusion" eines in der Vergangenheit erlebten Traumas von einem gegenwärtigen Ereignis verstanden, die uns in der Gegenwart die freie Wahl zu handeln ermöglicht, was sich wiederum auf die Zukunft auswirkt.
7. Maguire, John: *Become Pain Free with Touch For Health*, S. 9. John gab mir großzügigerweise die Erlaubnis, seine Erklärung der Energieschalter als Grundlage für meine Arbeit zu nutzen. Dieses Handbuch ist zusammen mit der Anleitung *Maximum Athletic Performance* eine interessante Empfehlung für alle, die die grundlegenden Konzepte des *Touch For Health* kennen lernen wollen.
8. Ebenda, S. 11
9. Ebenda, S. 11
10. In einem Gespräch mit Wayne Topping.

Kapitel 2: Die Ausrüstung überprüfen

1. Diese Auswertung von Verhaltensmustern wurde mit Erlaubnis entnommen aus *Basic One Brain (Addendum)* von Gordon Stokes und Daniel Whiteside.
2. Dieses Schema stammt aus *Personalized Whole Brain Integration* von Dennison und Dennison, 1985.

Kapitel 3: Die Hindernisse erkennen

1. Es ist wissenschaftlich erwiesen, dass ein fünfminütiges Gespräch über ein negatives Thema den Cortisonspiegel erhöht und so lange auf diesem erhöhten Niveau hält, dass unsere Fähigkeit zu lernen und unser Erinnerungsvermögen für fünf Stunden eingeschränkt sind. Ein weiterer Grund, die klassischen Stressreaktionen zu kontrollieren!
2. *Success Over Distress* von Wayne Topping enthält weitere Informationen über positive Veränderungen von persönlichen Gewohnheiten in Bezug auf Stress. Im Quellenverzeichnis zu diesem Buch finden Sie noch weitere Werke zu diesem Thema.

Kapitel 4: Die Batterie aufladen

1. Maguire, John: *Become Pain Free with Touch For Health*, S. 11
2. Thie, John: *Touch For Health*, S. 17
3. Shannahoff-Khalsa, David: „Breathing Cycle Linked to Hemispheric Dominance", in: *Brain Mind Bulletin*, Band 8, Nummer 3, Jan. 1983
4. Deal, Sheldon: *Applied Kinesiology Workshop Manual*, New Life Publishing Co., 1973

Kapitel 5: Kommunikation: Vom Gehirn zum Körper

1. Davis, Joel: *Mapping the Brain*, S. 25
2. Zu dieser Zusammenfassung veranlasste mich die klar gegliederte Zusammenstellung in *The Learning Revolution* von Gordon Dryden und Jeanette Vos. Ich habe die Fakten überarbeitet und aktualisiert und meinem Thema angepasst. Dieses Buch ist eine hervorragende Einführung in das Thema beschleunigtes Lernen.
3. Van der Meer, Ron, und Dudink, Ad: *The Brain Pack*, Kapitel: „The Chemistry of Nerve Impulses". Dieses vergnüglich zu lesende Buch umreißt das Thema gehirngerechtes Lernen durch das Aktivieren beinahe all der vielfältigen Arten von Intelligenz und Sinne fürs Lernen. Diesem Buch fehlt lediglich der aktuelle Bezug (siehe hierzu auch die folgende Anmerkung). Bilder, Text, Aktivitäten, Geräusche, Berührung, Handlung auf allen drei Ebenen! Eine willkommene Ergänzung für jede Bibliothek.
4. Die für die Bildung Verantwortlichen haben von dem Grundkonzept der Intelligenz, das da lautete „Du bist intelligent oder du bist es nicht", auf dem alle Schulsysteme basieren, Abstand genommen, da man sich einer multiplen Intelligenz oder Begabung bewusst wurde. Dieser Gedanke wurde zum ersten Mal von Howard Gardner in seiner Theorie von den sieben Arten der Intelligenz entwickelt. Diese sind: verbal-linguistische, logisch-mathematische, visuell-räumliche, körperlich-kinästhetische, musikalisch-rhythmische, inter- und intrapersonale Intelligenz. Die Definition der verschiedenen Intelligenzen wurde inzwischen weiterentwickelt; manche Forscher vermuten, dass es viele tausend Arten gibt. Das bedeutet, je stärker Lernen auf eine Art und Weise angeboten wird, die verschiedene Verarbeitungszentren des Gehirns stimuliert, desto einflussreicher, leichter und tiefer verankert ist das Lernen. In meinen eigenen Kursen erkunden wir die praktische Anwendung dieser und anderer Gehirntheorien. Eric Jensens *Brain Compatible Strategies* ist ein guter Einstieg, wenn man gehirngerechte Lerntechniken in Lernen und Lehren einbauen will.
5. Jensen, Eric: *The Learning Brain*, S. 48
6. Sylwester, Robert: *A Celebration of Neurons*, S. 41
7. Baylock, Russell L.: Excitotoxins: *The Taste that Kills*, S. 10
8. Zur Unterstützung des Hinterhirns: Sorgen Sie für ein starkes Gefühl von Sicherheit, führen Sie positive und sinnvolle Rituale ein, sorgen Sie für Pausen zwischen verschiedenen Aufgaben, strecken Sie sich, entspannen Sie sich und führen Sie Gespräche. Diese Tipps stammen aus *Brain Based Learning and Teaching* von Eric Jensen.
9. Zur Unterstützung des Mittelhirns: Das Mittelhirn reagiert auf Sicherheit, Entspannung und Geerdetsein. Emotionen, aktive Gespräche, Rollenspiele und Diskussionen, Musik und Geschichtenerzählen, Spiele und Theater unterstützen das Mittelhirn und helfen, Dinge im Langzeitgedächtnis zu verankern. Diese Tipps stammen aus *Brain Based Learning and Teaching* von Eric Jensen.
10. Hannaford, Carla: *Smart Moves*, S. 31 und 89
11. Zur Unterstützung der Großhirnrinde: Unsere Großhirnrinde braucht Assoziationen und Muster. Sie reagiert auf Neues, Sinnesreize aller Art, Farben, Mindmaps, unterschiedliche Augenstellungen ... Diese Hinweise stammen aus *Brain Based Learning and Teaching* von Eric Jensen.

12. Diese Begriffe bilden das Kernstück der *Educational Kinesiology*. Zur Vertiefung der Unterstützung für die drei Dimensionen empfehle ich Ihnen einen *Brain-Gym*-Kurs.
13. Marilee Boitson betonte in einem Gespräch die Tatsache, dass im Verlauf der kindlichen Entwicklung unbewusste und reflexhafte Körperbewegungen die Grundlage für die Ausstattung mit Nervenverbindungen bilden, die sich schließlich zu den komplexen Kreisläufen zusammenschließen, die bewusste, logische und zielgerichtete Bewegung ermöglichen.

Kapitel 6: Die Emotionen balancieren

1. Damasio, Antonio: *Descartes' Error*, zitiert nach Hannaford, Carla: *Smart Moves*, S. 52
2. Van der Meer, Ron, und Dudink, Ad: *The Brain Pack*, Kapitel über Emotion.
3. Ich empfehle *Molecules of Emotion* von Candace Pert. Die Entdeckerin der Beruhigungsrezeptoren und anerkannte Neurologin unterstützt mit ihrem Lebenswerk des ganzheitlichen Ansatzes die Arbeit auf dem Gebiet der Emotionen. Sie vermittelt dem Leser außerdem einen faszinierenden Einblick in die Rolle der Frau in der Wissenschaft und die rücksichtslose, stark wettbewerbsbetonte Politik des „Veröffentlichen oder untergehen" in der Forschung.
4. Damasio, Antonio: *Descartes' Error*, S. 144
5. Sylwester, Robert: *A Celebration of Neurons*, S. 45
6. Ich stelle Ihnen hier drei der international vertretenen Grundrichtungen der Kinesiologie vor, die wiederum eigene Zweige hervorgebracht haben. Die *Educational Kinesiology* bietet ein System der sanften Neustrukturierung mit *Brain-Gym*® und anderen Verfahren, das für alle geeignet ist, die eine Neustrukturierung durch Bewegung bevorzugen. Wer sich mehr für die psychologische Seite seiner emotionalen Auslöser und für die „Geschichte" interessiert, die in den emotionalen Reaktionen eingeschlossen ist, dem empfehle ich *Three In One Concepts*. Wem wiederum der mehr körperlich ausgerichtete Ansatz lieber ist, der findet in *Touch For Health* eine hervorragende Einführung (für Laien) in die Wiederherstellung des Wohlbefindens und der körperlichen Unversehrtheit.
7. Hier nehme ich Bezug auf die Quellen in *Molecules of Emotion* von Candace Pert, eine gelungene Synthese der anderen Gehirn-Körper-Forschungsrichtungen, die für Sie von Interesse sein könnten.

Kapitel 7: Kommunikation: Vom Körper zum Gehirn

1. Van der Meer, Ron, und Dudink, Ad: *The Brain Pack*, Kapitel über Emotionen: „Blowing Your Top and Cooling Off".
2. Pert, Candace: *Molecules of Emotion*, S. 26-27
3. Ebenda, S. 139-140
4. Perts Forschungen untermauern ihre These, dass „Neuropeptide und deren Rezeptoren in das Gehirn, die Drüsen und das Immunsystem über ein Netzwerk der Kommunikation zwischen Gehirn und Körper eintreten und dass dies wahrscheinlich die biochemische Grundlage der Emotion ist." (Pert & Ruff, *Journal of Immunology*, 1985, zitiert in *Molecules of Emotion*, S. 178) Dieses chemische Informationssystem arbeitet mit größter Wahrscheinlichkeit auch während der klassischen Stressreaktion, indem es die physiologischen Veränderungen im endokrinen System, im Verdauungs-, Atmungs-, kardiovaskulären und Immunsystem auslöst, die sowohl Ergebnis wie auch Ursache der Veränderungen im emotionalen Erleben sind.
5. Snell, Richard S.: *58*Little, Brown & Co. Inc., Boston, 1980, S. 66, 67, 69
6. Sylwester, Robert: *A Celebration of Neurons*, S. 69
7. Sie können hierfür auch einen Experten aufsuchen, der eine Überprüfung mit Hilfe von High-Tech-Biofeedback (d.h. Aufzeichnen des Hautwiderstandes mit Hilfe von Elektroden) durchführt.

Kapitel 8: Das Zusammenspiel von Gehirn und Körper optimieren

1. Goodrich, Janet: *Natural Vision Improvement*, S. 31

Kapitel 9: Die Sinne schärfen

1. Parker, Steve: *The Human Body*, S. 94, „Chemosenses"
2. Sylwester, Robert: *A Celebration of Neurons*, S. 66
3. Hannaford, Carla: *Advanced Physiology of Brain Gym* (Seminarskript)
4. Diese Übung wird in *Brain-Gym*® die *Liegende Acht* genannt und wurde für viele Anwendungen verfeinert. Siehe *Liegende Acht* für das Schreiben und *Alphabet-Acht*, S. 148, sowie andere Anwendungs-

möglichkeiten für diese Übung.
5. Sylwester, Robert: *A Celebration of Neurons*, S. 49
6. Hannaford, Carla: *Smart Moves*, S. 35

Kapitel 10: Feinabstimmung
1. Edwards, Rita: *P.R.E.P.A.R.E.* (Schreibprogramm). Informationen erhältlich über die *Educational Kinesiology Foundation*.

Kapitel 11: Das Gelernte in die Tat umsetzen
1. Positive Veränderungen zulassen stammt aus dem Balanceverfahren von *Three In One Concepts*.
2. Diejenigen, die sich mit *Brain-Gym*® beschäftigen wollen, werden eine wunderbare Fünf-Schritte-Balance kennen lernen. In diesem Zusammenhang verweise ich auch auf das *Brain Gym Handbook, The Student Guide to Brain Gym*, S. 10 (fünf Schritte zu leichterem Lernen mit *Brain-Gym*®). Meine Interpretation des Veränderungsprozesses stimmt sehr stark mit dem ursprünglichen Ansatz von Paul und Gail Dennison überein.
3. Das Konzept für die Zielformulierung stammt von Wayne Topping, der in seinem Buch *Super Self* wiederum Charles Givens als Quelle nennt.

Literaturverzeichnis

Armstrong, Thomas: *7 Kinds of Smart,* Plume, Penguin Books, New York, NY, 1993

Barhydt, Hap & Elizabeth: *Self Help for Stress and Pain,* Loving Life, 1989

Barrett, Susan L.: *It's All in your Head,* Free Spirit Publishing Inc., Minneapoiis, MN, 1992

Begley, Sharon: „How to Build a Baby's Brain", in: *Newsweek Magazine. Special Edition Your Child,* New York, NY, 1997

Blaylock, Russell L.: *Excitotoxins; The Taste that Kills.* Health Press, Santa Fe, NM, 1994

Bryan, Jenny: *Your Amazing Brain,* Joshua Morris Publishing Inc., Westport, CT, 1995

Bruun, Ruth Dowling & Bertel: *The Human Body,* Random House, New York, NY, 1982

Buzan, Tony & Barry: *The Mind Map Book,* BBC Books, London, 1993

Chopra, Deepak: *Quantum Healing: Exploring the Frontiers of Mind/BodyMedicine.* Bantam Books, New York, NY, 1989

Cole, Jan: *Re-Pattern Your Sabotaging Ways,* Touch for Health Kinesiology Association of America, 1985

Damasio, Antonio R.: *Descartes' Error: Emotion, Reason, and the Human Brain,* Avon, New York, NY, 1995; dt. Ausgabe: *Descartes' Irrtum. Fühlen, Denken und das menschliche Gehirn,* München: dtv, 1997

Davis, Joel: *Mapping the Mind: The Secrets of the Human Brain & How it Works,* Carol Publishing Group, Secaucus, NJ, 1997; dt. Ausgabe: *Faszination Gehirn: Entschlüsselung letzter Geheimnisse,* Heidelberg: Umschau/Braus, 1999

Deal, Sheldon: *Applied Kinesiology Workshop Manual,* New Life Publishing Co., 1973

de Bono, Edward: *Serious Creativity,* Harper Collins, Toronto, Kanada, 1992

Dennison, Paul E. & Gail E.: *Switching On,* Edu-Kinesthetics Inc., Ventura, CA, 1981; dt. Ausgabe: *Befreite Bahnen,* Kirchzarten bei Freiburg: VAK, 12. Aufl. 1999

Dennison, Paul E. & Gail E.: *Brain Gym Handbook,* Edu-Kinesthetics Inc., Ventura, CA, 1989; dt. Ausgabe: *Brain-Gym®,* Kirchzarten bei Freiburg: VAK, 10. Auflage 1998

Dennison, Paul E. & Gail E.: *Brain Gym Teacher's Edition,* Edu-Kinesthetics Inc., Ventura, CA, 1989; dt. Ausgabe: *Brain-Gym®-Lehrerhandbuch,* Kirchzarten bei Freiburg: VAK, 9. Auflage 1998

Dennison, Paul E. & Gail E. und Teplitz, J. V.: *Brain Gym for Business.* Edu-Kinesthetics Inc., Ventura, CA, 1994; dt. Ausgabe: *Brain-Gym® fürs Büro,* Kirchzarten bei Freiburg: VAK, 2. Auflage 2000

Dennison, Paul E.: „The Physical Aspect of Brain Organization"", in: *Brain Gym Journal* Bd. 10, Nr. 3, 1996

De Porter, Bobbie: *Quantum Learning,* Dell Publishing, New York, NY, 1992

De Porter, Bobbie, und Kernacki, Mike: *Quantum Business,* Dell Publishing, New York, NY, 1997

Dryden, Gordon, und Vos, Jeanette: *The Learning Revolution.* Jalmar Press, Rolling Hills Estates, CA, 1994

Gardner, Howard: *Frames of Mind: The Theory of Multiple lntelligences,* Basic Books, New York, NY, 1983; dt. Ausgabe: *Abschied vom IQ. Die Rahmen-Theorie der vielfachen Intelligenzen,* Stuttgart: Klett-Cotta, 1991

Gerber, Richard: *Vibrational Medicine. New Choices for Healing Ourselves,* Bear & Company, Santa Fe, NM, 1988

Goodrich, Janet: *Natural Vision lmprovement,* Celestial Arts, Berkeley, CA, 1986; dt. Ausgabe: *Natürlich besser sehen,* Kirchzarten bei Freiburg: VAK, 8. Aufl. 1999

Hannaford, Carla: *Smart Moves: Why Learning Is Not All In Your Head,* Great Ocean Publishers, Arlington, VA, 1995; dt. Ausgabe: *Bewegung – das Tor zum Lernen,* Kirchzarten bei Freiburg: VAK, 3. Aufl. 1999

Hannaford, Carla: *The Dominance Factor,* Great Ocean Publishers, Arlington, VA, 1997; dt. Ausgabe: *Mit Auge und Ohr, mit Hand und Fuß. Gehirnorganisationsprofile erkennen und optimal nutzen,* Kirchzarten bei Freiburg: VAK, 2. Aufl. 1998

Holdway Ann: *Kinesiology; Muscle Testing and Energy Balancing for Health and Wellbeing,* Element, Inc., Rockport, MA, 1995; dt. Ausgabe: *Kinesiologie. Der goldene Schlüssel zur Weisheit des Körpers,* Braunschweig: Aurum, 1996

Howard, Pierce J.: *The Owner's Manual for the Brain,* Leornian Press, Austin, TX, 1994

Jensen, Eric: *Brain Based Learning & Teaching,* Turning Point Publishing, Hauppauge, New York, NY, 1995

Jensen, Eric: *Brain Compatible Strategies,* Turning Point Publishing, Del Mar, CA, 1997

Jensen, Eric: *Completing the Puzzle,* Turning Point Publishing, Hauppauge, New York, NY, 1996

Jensen, Eric: *Student Success Secrets*, Turning Point Publishing, Hauppauge, New York, NY, 1993

Jensen, Eric: *The Learning Brain*, Turning Point Publishing, San Diego CA, 1994

Kapit, Wynn, und Elson, Lawrence M.: *The Anatomy Coloring Book*, Harper & Row, New York, NY, 1977

Kotaluk, Ronald: Inside the Brain, *Revolutionary Discoveries of How the Mind Works*, Andrews Mcmeel Publishing, Kansas City, Ml, 1996, 1997

LeDoux, Joseph: *The Emotional Brain: The Mysterious Underpinnings of Emotional Life*, Simon & Schuster, New York, N.Y., 1996; dt. Ausgabe: *Das Netz der Gefühle. Wie Emotionen entstehen*, München/Wien: Hanser, 1998

Maguire, John: *Become Pain Free With Touch For Health*, Kinesiology Institute, Malibu, CA, 1996

Mathers, Douglas: *You and Your Body: Brain*, Troll Associates, Eagle Books Ltd., 1992

Miller, Jonathan: *The Human Body*, Viking Penguin, New York, NY, 1983

Nash, Madeleine J.: „Fertile Minds", in: *Time Magazine. Canadian Edition*, 9.6.1997

Neonan, David: *Neuro-Life on the Frontlines of Brain Surgery and Neurological Medicine*, Simon & Schuster, New York, NY, 1989

Parker, Steve: *How the Body Works*, Reader's Digest, Pleasantville, NY 1994; dt. Ausgabe: *So funktioniert mein Körper. Eine faszinierende Reise ins Innere des Menschen*, Wien: Tosa, 1997

Parker Steve: *Brain Surgery for Beginners and Other Major Operations for Minors*, The Millbrook Press, Brookfield, CN, 1993

Pert, Candace: *Molecules of Emotion*, Scribner, New York, NY, 1997; dt. Ausgabe: *Moleküle der Gefühle. Körper, Geist und Emotionen*, Reinbek: Rowohlt, 1999

Promislow, Sharon: *The Top Ten Stress Releasers*, Enhanced Learning & Integration lnc., West Vancouver, Kanada, 1994; dt. Ausgabe: *10 starke Tips bei Streß*, Kirchzarten bei Freiburg: VAK, 2. Aufl. 1999

Sacks, Oliver: *An Anthropologist on Mars*, Random House Inc,. New York, 1995; dt. Ausgabe: *Eine Anthropologin auf dem Mars. Sieben paradoxe Geschichten*, Reinbek: Rowohlt, 1997

Sher, Barbara, und Gottlieb, Annie: Wishcraft: *How to Get What You Really Want*, Ballantine Books, New York, NY, 1979

Stokes, Gordon, und Whiteside, Daniel: *One Brain: Dyslexic Learning Correction and Brain Integration*, Three In One Concepts, Burbank, CA, 1984; dt. Ausgabe: *One Brain. Leichter lernen durch Gehirnintegration*, Kirchzarten bei Freiburg: VAK, 6. Aufl. 1999

Stokes, Gordon, und Whiteside, Daniel: *Tools of the Trade*, Three In One Concepts, Burbank, CA, 1996; dt. Ausgabe: *Tools of the Trade*, Kirchzarten bei Freiburg: VAK, 7. Aufl. 1999

Sunbeck, Deborah: *Infinity Walk; Preparing your mind to learn*, Jalmar Press, Torrence, CA, 1996; dt. Ausgabe: *Was die 8 möglich macht. Laufend neue Aufgaben lösen*, Kirchzarten bei Freiburg: VAK, 2. Aufl. 2000

Suzuki, David: „The Brain: Our Universe Within", in: *The Discovery Channel*, 1994

Swerdlow, Jeel L.: „Quiet Miracles of the Brain", in: *National Geographic*, Washington, DC, Bd. 187, Nr. 6, Juni 1995

Sylwester, Robert: *A Celebration of Neurons*, Association for Supervision and Curriculum Development, Alexandria, VA, 1995

Teplitz, Jerry: *Switched On Living*, Hampton Roads Publishing Co. Inc., Norfolk, VA, 1994

Thie, John: *Touch for Health*, DeVorss & Company, Marinade Rey, CA, 1973, 1994; dt. Ausgabe: *Gesund durch Berühren*, München: Hugendubel, 1995

Topping, Wayne: *Stress Release*, Topping International Institute, Bellingham, WA, 1985; dt. Ausgabe: *Stress Release*, Kirchzarten bei Freiburg: VAK, 6. Aufl. 1997

Topping, Wayne: *Success Over Distress*, Topping International Institute, Bellingham, WA, 1990; dt. Ausgabe: *Erfolg über Stress*, IKZ, Zürich, o.J.

Van der Meer, Ron, und Dudink, Ad: *The Brain Pack*, Running Press, Philadelphia, PA, 1996; dt. Ausgabe: *Das IQ-EQ-Paket. Ein Streifzug durch Gehirn, Bewußtsein, Sinne und Gefühle*, München: Ars-Edition, o. J.

Stichwortverzeichnis

Affirmationen 97, 167
Akupressur 23, 61
Akupunktur 61
Alarmstadium 50
Alphabet-Acht 148
Amygdala 78 f.
Ankern 97, 162, 171
Atmen, tiefes 122 f.
Aufmerksamkeitsdefizit-Syndrom 22, 105
Augenpunkte 42, 133
Augenrotation 96
Axon 75
Ayres, Jean 105

Barhydt, Hap & Elisabeth 65
Basalganglien 78, 80, 103 f.
Beckenschaukel 118
Beinmuskulatur lösen 119
Bennett, Terrence 23
Berührung 128
Biofeedback 31, 92, 107
Blockade 20
Brain-Gym® 36, 83, 179

Chapman, Frank 23
Cook, Wayne 67
Cook-Übung 41, 66, 94
Corpus callosum 78, 81

Damasio, Antonio 89 f.
Deal, Sheldon 68
Dendriten 75
Dennison, Paul & Gail 7, 36, 60, 67, 83, 126, 137, 152, 179
Distress 45
Dryden, Gordon 184

Edwards, Rita 146
emotionaler Stressabbau (ESR) 93, 96, 155
Emotionen 89, 103
Energetisierer 118
Energieblockade 22
Energiemodell 20
Energiestrom einschalten 40, 64
Epiphyse (Zirbeldrüse) 78, 80

Erschöpfungsstadium 53
Eule 139 f.
Eustress 45

Feinmotorik 145
Flow 18
Fokusdimension 83

Gähnen 122
Gardner, Howard 184
Gehirn 11, 73 ff., 78
Gehirndimensionen 83
Gehirnorganisationsprofile 36
Geruchssinn 128
Geschmacksinn 128
Gestalthemisphäre 82, 136
Goodheart, George 23, 183
Goodrich, Janet 134
Großhirnrinde (zerebraler Kortex) 74, 77, 81

Hannaford, Carla 8, 36, 110, 130
Hemisphäre, linke 74, 81 ff.
Hemisphäre, rechte 74, 81 ff.
Hinterhauptlappen 82
Hinterhirn 74, 77 ff.
Hippocampus 78, 80
Hirnstamm 78
Hören 129, 135 ff.
Hyperton-X 118, 140
Hypophyse 78, 80
Hypothalamus 78, 80

Integration von Gehirn und Körper 15, 17, 114, 170

Jensen, Eric 8, 18

Kinesiologie 19, 179
Kleeblatt 149
Kleinhirn 78, 103
Körperelektrizität 61
Körpersprache 101
Kortex sensorischer 82
Kortex, motorischer 82, 103
Kortex, zerebraler, s. Großhirnrinde

Lateralitätsdimension 85
Liegende Acht für das Schreiben 148
Liegende Acht für die Augen 133
Logikhemisphäre 82, 136

Meridiane 61
Meridianenergie 23
Meridianabfahren 61
Mittelhirn 74, 77 ff.
Möbiussches Band 18
Muskeltesten 161, 179
Myelinisierung 76

Nachaktivität 15
Nacken- und Schultermuskulatur lösen 120, 140
Nervenzellen 73, 75
Neurolymphatische Reflexpunkte 23
Neuronen 75
Neurotransmitter 75, 102
Neurovaskuläre Haltepunkte 23
Noticing 31, 161, 168

Ohrenmassage 42, 139
One Brain 114

Palmieren 134
Pert, Candace 90, 102
Positive Punkte 42, 93
Propriozeption 129

Reaktionsstadium 52
Reflexpunkte für Koordination 116
Retikuläres Aktivierungssystem (RAS) 78 f., 104

Scheitellappen 82
Schläfenlappen 82
Sehen 129 ff.
Sehnenschutzreflex 84, 111, 117
Selye, Hans 45
Sinne 127 ff.
Spannungskopfschmerzen 121
Spindelzellen 24, 106 ff.
Stirn-Hinterhaupt-Halten 95
Stirnlappen 82, 103
Stokes, Gordon 10, 44, 88, 178
Stress 16, 45 ff.

Sylwester, Robert 91, 103, 144
Synapse 75

Tasten (Berührung) 128
Thalamus 78 f.
Thie, John 8, 100, 139
Three In One Concepts 95, 134, 179
Topping, Wayne 8, 28, 96, 179
Touch For Health 22, 93, 179

Ueberkreuzbahnung 41, 114 ff.

Vestibularsystem 104 f., 137
Visualisieren 32, 91, 160
Visuelles Mittelfeld 132
Voraktivität 15
Vorderhirnlappen 82
Vos, Jeanette 184

Wasser trinken 40, 63
Wechselseitiges Atmen 67
Whiteside, Daniel 8, 10, 44, 88, 178

Zentralnervensystem 71
Zentrierungsdimension 84
Zielformulierung 30, 159, 165 f.
Zirbeldrüse, s. Epiphyse

Über die Autorin

Sharon Promislow ist Beraterin und Ausbilderin für verschiedene Richtungen der Kinesiologie, u.a. *Brain-Gym®*, Touch For Health und Three In One Concepts. Als international gefragte Referentin bietet sie Seminare zur beruflichen und persönlichen Entwicklung an, etwa in den Bereichen Stressmanagement, Gehirnintegration, kreatives Denken, Lesefertigkeit und Gedächtnistraining. Sie studierte zunächst Englische Literatur und Psychologie und war Kommunikationsberaterin, bevor sie sich der Kinesiologie zuwandte. Hier faszinierte sie vor allem die neuere Forschung zum Zusammenhang von Gehirn und Körper, zur Lern- und Leistungsförderung. Sie war Mitbegründerin verschiedener Kinesiologenvereinigungen und leitet inzwischen ein Beratungsinstitut für Lernförderung. Die Autorin mehrerer Bücher und Broschüren lebt mit ihrer Familie in Vancouver (Kanada).

Über die Illustratorin

Cathrine Levan, die ehemalige Weltmeisterin im Kickboxen vermittelt bei allem, was sie tut, konzentrierte Energie und Leichtigkeit – ob es sich dabei um das Entwerfen von Kleidern oder um das Lenken eines Hundeschlittens handelt. Mit den Zeichnungen zu diesem Buch hat sie eine weitere Facette ihrer künstlerischen Fähigkeiten unter Beweis gestellt. Cathrine Levan ist selbst ausgebildete Kinesiologieanwenderin und hält Vorträge, Workshops und private Sitzungen. Wenn sie nicht auf Reisen ist, lebt sie mit ihrer Familie in Abbotsford, British Columbia, Kanada.

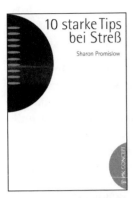

Sharon Promislow:
10 starke Tips bei Stress

Dieses Buch zeigt Ihnen, wie Sie die Reaktionen Ihres Körpers auf Stress neu gestalten können. Die Autorin erklärt in knapper, leicht verständlicher Form, wie Stress wirkt. Sie gibt konkrete Anleitungen zur Selbstbeobachtung, sodass Sie Ihre persönlichen Stressauslöser bewusster wahrnehmen. Mit zehn leicht umsetzbaren Übungen zum Wohlfühlen für jeden Tag.

2. Aufl. 1999, 62 S., 20 Abb., Paperback, 15 x 21,5 cm, 14,80 DM/14,– sFr/108,– öS, ISBN 3-932098-22-6

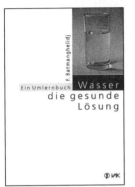

F. Batmanghelidj:
Wasser – die gesunde Lösung
Ein Umlernbuch

Wasser besitzt Heilkräfte, die wir gewöhnlich unterschätzen. Ausführlich erläutert der Autor die medizinische Wirkung von Wassertrinken auf den Körper, zum Beispiel bei Verdauungsbeschwerden, Rheuma, Herzbeschwerden, Kopfweh, hohem Blutdruck, erhöhten Cholesterinwerten, Asthma, Übergewicht, Allergien ... Diese fachkundige Darstellung verbindet der Autor mit der Aufforderung an die Leser, die Verantwortung für die eigene Gesundheit zu übernehmen und die Hinweise des Körpers selbst verstehen zu lernen.
Wasser – die gesunde Lösung ist ein überzeugendes Buch, das umlernen hilft: Durst ist nicht ein Gefühl, sondern ein Symptom. Und oft reicht einfach Wassertrinken zum Gesundsein.

9. Aufl. 1999, 182 S., 14 Abb., Paperback, 13 x 20,5 cm, 29,80 DM/27,50 sFr/218,– öS, ISBN 3-924077-83-5

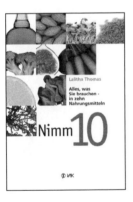

Lalitha Thomas:
Nimm 10!
Alles, was Sie brauchen – in zehn Nahrungsmitteln

Es gibt viele gesunde Nahrungsmittel und vielerlei Ernährungsformen – Lalitha Thomas schafft Klarheit und konzentriert sich auf zehn ausgewählte Lebensmittel, die gemeinsam die Versorgung mit Proteinen, Spurenelementen, den wichtigsten Mineralien, mit essentiellen Fettsäuren, Vitaminen, komplexen Kohlenhydraten und Enzymen sicherstellen. Neben einigen besonders schmackhaften Rezepten bietet die Autorin auch Lösungsvorschläge für gesunde Ernährung auf Reisen.

1999, 259 Seiten, Paperback, 15 x 21,5 cm, 29,90 DM/27,50 sFr/218,– öS, ISBN 3-932098-68-4

Alle diese Bücher sind über den Buchhandel zu beziehen.

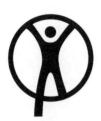

Das IAK Institut für Angewandte Kinesiologie GmbH, Freiburg, veranstaltet laufend Kurse in Touch For Health (Gesund durch Berühren), in Edu-Kinestetik, in Entwicklungskinesiologie und in vielen anderen Bereichen der Angewandten Kinesiologie. Dank enger persönlicher Kontakte zu den Pionieren der AK ist das Institut in der Lage, ständig die neuesten Entwicklungen auf diesem Gebiet zu präsentieren.
Außerdem fördert das Institut die Verbreitung der Angewandten Kinesiologie im deutschsprachigen Raum durch Weitergabe von Kontaktadressen und Literaturhinweisen.
Das Kursprogramm des IAK und weitere Auskünfte erhalten Sie (nach Voreinsendung von Briefmarken im Wert von 3,– DM) bei:

IAK Institut für Angewandte Kinesiologie GmbH, Freiburg
Eschbachstraße 5, D-79199 Kirchzarten, Telefon 076 61/98 71 0, Telefax 076 61/98 71 49